大学生抗疫
心理关怀 手册

苏州大学大学生心理健康教育研究中心　编写

主　编：王　清　陶新华
副主编：王莹彤

编委会（以姓氏拼音为序）：
曹　蔚　陈　璐　顾铭淳　李　奕　刘稚颖
童　定　屠雯静　王　平　魏翠翠　吴丽鑫
吴玉梁　徐爱兵　祝　杰

山西出版传媒集团　山西教育出版社

目录

序 言

刘 标

2020年初，一场突如其来的新冠肺炎疫情，改变了我们的学习、工作和生活。在党中央的统一部署下，全国人民都积极投身抗疫斗争，勇于担当、奋发有为，全力打赢这场没有硝烟的疫情防控阻击战。在疫情防控过程中，每个人都无法置身事外，每个人都成为没有穿军装的战士。有响应号召的居家守望者，有积极应对的一线工作者，有捐钱捐物的温暖助力者，有默默奉献的志愿服务者，有攻坚克难的科技攻关者，更有迎难而上的最美"逆行者"。

我们的大学生，既可能是沉浸于思考的守望者中的一员，也可能是默默奉献着的青年志愿者，也可能是一线工作者、最美"逆行者"的家人和孩子，也可能是未来攻坚克难的科技攻关者、未来迎难而上的最美"逆行者"。他们何所思？他们何所为？他们感受到了什么？他们是否也需要帮助和支持？他们又在疫情中有着怎样的困惑和成长呢？带着这些疑问和担忧，苏州大学大学生心理健康教育研究中心的心理老师们从他们的热线接听工作中，从他们的网络援助工作中，从他们指导的各类学生群体中，收集了几百个大学生正在经历的困扰和疑问，经过一次次的讨论，精选了18个"超话"中具有代表性的60个经典问题，分别从三类人群的角度对问题做了解答和讨论，形成了这样一本独具特色的心理关怀手册。

特殊的时期，特殊的环境，特殊的心情。这场疫情，考验着我们国家和我们每一个人的应对能力和耐受能力。生死离别，封城隔路，居家守候，面对突如其来的疫情，猝不及防的变化，人人都会有应激反应，尚年轻稚嫩的大学生们也不例外。在心理老师团队甄选出的60个问题中，我们可以看到，大学生们在这场战役中，有着丰富的感受、思考和体验。他们有的担忧家人、担忧国家、担忧一线工作者，有的心系效率、心系公平、心系正义，但他们仍是青少年。当他们自身的阅历感悟和他们的期待担心有落差时，就产生了许许多多的困惑，在居家守候的日子里，不能充分地和同学师长交流讨论，不能充分地释放青春的荷尔蒙，渐渐地也就产生了烦恼，甚至引发了心理问题。不能和同学们交流，我们就提供了朋辈达人的分享；不能当面咨询心理老师，我们就把心理老师的关怀变成文字；不能去图书馆查阅资料，我们就选取了最贴合案例的心理学研究理论和书籍。

也许，迷惘时，一两句话会走进你的心扉，让你豁然开朗；消沉时，一些观点会使你品味智慧的甘泉，让你受益终身；绝望时，几句良言会赐予你无穷的力量，为你点燃希望。

阳光总在风雨后，乌云之上有晴空。困惑并不会真的困住，危机也许就是机遇。只要能够在家人、朋友、老师的心理关怀和爱的陪伴下，了解自己，相信自己，感知自己，心中就会有太阳，光亮和幸福就在前方……

（本文作者系苏州大学党委常委、副校长）

第一章

应对篇

　　新冠肺炎疫情兵临城下，大到突如其来的生离死别、封城隔离、生存挑战，小到停学停工、收入减少、生活方式改变，在这些猝不及防的变化下，人人都有应激反应，大学生们也不例外，身心都出现了各种"不正常"的应激反应来应对这场"战役"。这种和平时不一样的身心反应，也让大学生们纷纷发问，我到底怎么了？本章总结了大学生在应对疫情中常见的6个方面的疑问，大学心理老师将从心理科学的角度，为大家解读各种各样的疫情带来的身心症状和困扰。

1.1 疫情防护超话^①

> **1** 每天关注疫情信息会让我有负面情绪，有专家说不要太关注疫情信息，可是我又担心不看的话会不了解情况，没法保护自己和家人，我该怎么办？

答主一（朋辈达人）

现在很多信息鱼龙混杂，有谣言混在里面，最好还是只关注权威的信息发布。知乎一类的媒体上面的信息还比较理性，但是有些时候父母微信群里分享的东西乱七八糟的，我经常提醒他们这些可能是谣传。

资料来源：学生群

答主二（心理老师）

亲爱的同学，我们不仅要保证身体健康，还要保证心理健康，两者相辅相成。如果我们关注到了最科学、权威的疫情信息，我们就不

---

① "超话"一词最早来源于微博，是超级话题的简称，是一种对某个共同感兴趣的话题进行观点互动、感受分享和问题回应的交流讨论形式。因为疫情的影响，心理咨询只能通过热线电话求助，心理专家们公开发表的文章和在讲授课程时，都一致将热线电话的求助者称为"来话者"。本书中的"超话"一词，借用了微博中"超话"的观点互动分享形式。本书所集结的问题都来源于心理热线的"来话者"，比较契合大学生的关注点，因而在这次抗疫过程中有着不同寻常的意义。

需要过度关注其余的细枝末节。

现在谣言四起，如果过度关注，不仅会因为焦虑和恐惧丧失判断力，还可能因为看到了太多疫情中染病的个例，造成自我心理创伤。

面对新型冠状病毒肺炎时，可以运用如下的思考方式：

现在媒体的资讯，有很多是负面消息，我们可以集中关注积极、正面的信息。平常多回忆在每一次遇到危机时你曾如何面对。如果我们没有解决人生中的每一次困难，我们怎么会走到今天，这只是我们人生中需要面对的很多"坎"中的一个罢了。

以合理的态度看待事物，并尝试从更广泛的角度理解问题的影响。该危机将产生短期影响，但从长远来看，情况最终将改善并成为过去。保持对未来的希望，即使在危机时期也不要忽视我们周围的美好事物。

请保持冷静，通过可信赖的网站和资料来查看当前的疫情，了解什么是新型冠状病毒引起的肺炎，了解该肺炎的实际临床表现，以及如何科学有效地预防感染。我们如果得到确凿的信息，就要耐心、系统地在自己家庭内辟谣并宣传正确的传染病防护信息，从而最大程度地做好防护，保护我们的家人。

答主三（心理学家马君英等）

专业概念　替代性创伤（vicarious traumatization）：除病人之外，其他人（包括医生、志愿者等助人者）目睹、知晓病人的痛苦，可能会产生替代性创伤。替代性创伤是一种助人者的内在经验的转变，是同理投入于被救者的创伤经历所致的结果。它的症状主要表现为：有创伤反应及人际冲突，易疲劳，体能下降，做噩梦，情绪不稳，对自己所经历的一切感到麻木、恐惧、困惑等。

推荐阅读：马君英，《替代性创伤研究述评》，载于《医学与社会》2010年第4期。

---

2 疫情期间，有的家庭成员因其他疾病身体健康状况下降，但不想去医院检查，觉得医院现在太危险，我很纠结，该怎么办呢？

答主一（朋辈达人）

这个要权衡利弊，不得不去医院的时候还是必须得去，但是得注意做好防护。各种资料显示，认真做好防护的感染风险是非常低的，生病久拖不治，错过最佳治疗时机，风险更高。

资料来源：学生群

答主二（心理老师）

人们一提到医院就会心生恐惧，一直如此。平常就不愿意去医院，现在在疫情当中，又害怕交叉感染，也是人之常情。如果症状不严重，当然可以尽量不去医院，可以利用网络在线上问诊。如果症状严重的话，就要去医院看病，确保安全。我们可以：

1. 利用网络等手段提前规划好就医路线，避免使用公共交通工具。

2. 全程佩戴口罩、一次性手套，避免眼、鼻、口接触。

3. 产生接触后利用消毒剂消毒。

4. 与其他病人拉开距离。

5. 避免待在不通风环境中。

6. 回家后立刻清洗、消毒外衣。

尽人事，知天命。我们做到最大程度的努力，就可以防患于未然，有了安全保障，不必过度担惊受怕。

答主三（心理学家戈夫曼）

专业概念　病耻感（stigma）：我们害怕得病，除了害怕病痛，还有心理的病耻感。这个词起源于希腊语，最初的含义是"烙印"，是指患者因疾病而遭受的内在耻辱。它是由戈夫曼于1966年首次提出的。病耻感是由于社会强加给个人的特征和标签而产生的。从认知心理学的角度来看，病耻感主要表现在社会偏见和歧视中。这是阻碍我们及时求助、求医的一大心理因素。

推荐阅读：Goffman, E. (1986) Stigma: Notes on the management of spoiled identity. Touchstone Edition, New York.

---

3 买不到口罩和消毒用具，现有的口罩已经反复使用到了极限，家中储备的东西也不够了，感到非常恐惧，该怎么办？

答主一（朋辈达人）

知乎有大佬教大家怎么做自制口罩。看了一下网上，只要有材料，什么都能做出来啊，就和游戏里面一样，有素材就能合成物品。

资料来源：学生群

答主二（心理老师）

亲爱的同学，网上有许多聪明的人发明了各种办法。有的朋友利用SMS材质布料，自制了口罩，防护效果可以达到要求。有的朋友利用手头材料自制了消毒液。同学，现在信息并没有任何封锁，网络上有各种实用的信息，物流也在缓慢运行中。只要开动脑筋，仍然可以做出最大限度的防护。只要有了消毒防护用品，就可以出门采购一些必需品了。如果实在没有办法，也可以寻求邻里的帮助，比如帮忙采购物资；如果状况危急，就联系警方等寻求帮助。天无绝人之路，请不要被恐惧冲昏头脑。

答主三（心理学家艾利斯、亚隆）

专业概念 恐怖化（awfulising）：临床心理学家埃利斯创造了"恐怖化（awfulising）"这个术语，用来描述一种常见情况，就是夸大生活事件的消极后果。"灾难化的思维（catastrophic thinking）"是指我们把那些讨厌的、不如意的事情，看成糟糕的、可怕的、灾难性的。在大部分情况下，我们设想的极端情况都不会发生；而当糟糕的事情真正发生时，这些思维只会让人陷入恐慌，什么有效的措施也采取不了。

专业概念 死亡恐惧：欧文·亚隆认为死亡的焦虑会伴随人的整个一生。不管是哪个年龄阶段，都能很轻松地感受到"死亡"，因为生活中有很多东西都能提醒我们看到"死亡"。强烈的死亡恐惧会有各种各样形式的表现。例如，凌晨突然醒来，惊恐地望着黑夜，想着自己就要死了；也可能是痛苦地想着自己死去的画面，猜想是意外，还是人祸；还可能会有相当生动的内容，死了之后的情景是什么样的？自己死之后家人朋友会怎样？外显的死亡恐惧很容易识别，而隐藏的较深的死亡恐惧并不容易发掘，要识别出来需要非常用心。

推荐阅读：（1）［美］阿尔伯特·埃（艾）利斯著，李卫娟译，《控制焦虑》，机械工业出版社，2014年版。（2）欧文·亚隆著，张亚译，《直视骄阳》，中国轻工业出版社，2015年版。

4 最近突然咳嗽、发烧、腹泻，怀疑自己是不是被感染了，怎么办？

答主一（朋辈达人）

嗨，我前一阵不断打喷嚏，身体还有点发酸，吓死我了，结果只是感冒，喝了点抗病毒冲剂就好了。

资料来源：学生群

答主二（心理老师）

亲爱的同学，如果你出现如下症状：

1. 发热（腋下体温≥37.3℃）、咳嗽、气促等急性呼吸道感染症状；2. 且有武汉旅行或居住史，或发病前14天内曾接触过来自武汉的发热伴呼吸道症状的患者，或你居住的小区出现小范围聚集性发病。

你就必须去当地指定的新型冠状病毒肺炎救治定点医院进行排查、诊治。

如果仅仅是对身体症状过度关注，那么同学，我们需要考虑对自身的关注程度是否合理。

在焦虑的影响下，接收到许多令人困惑的消息，很容易让我们对身体信号过度警惕。有时我感到头晕甚至疼痛，这与这种流行病的症状一致。在这种情况下，必须保持冷静的观察，因为恐惧可能会使身体症状变得更加夸张和明显。因为在过度关注的情况下，我们很容易误解某些信号，从而对自身的健康状况产生怀疑，进而带来更大的心理压力以及对自身状态的过度警惕。这种巨大的压力，反而会降低自身免疫力。这种状态在非疫情时候就有人体验到，严重者可称为疑病症。

答主三（心理学家丁佳丽等）

专业概念　疑病症：主要指担心或认为自己患有一种或多种严重身体疾病，而医生解释没有相应的疾病并不能减轻患者的焦虑感，常伴有焦虑或抑郁。网络疑病指的是个体出于对健康的困扰或焦虑，在网上过度或重复搜索和健康相关的信息，结果扩大了这种困扰或焦虑的症状。

推荐阅读：丁佳丽，《网络疑病的特点及影响因素研究》（硕士论文）。

5 这次疫情让我特别害怕病毒，害怕以后突然染病，怎么办？

答主一（朋辈达人）

嗨，你要我们医学生怎么活？我们天天都有机会接触各种各样的信息，包括各种可能致人死亡的东西，存在于各个角落，在水里，在空气里……人是摆脱不了这些东西的。

资料来源：学生群医学生

答主二（心理老师）

亲爱的同学，每个人身上都或多或少存在病毒，而且会不断被新的病毒入侵。病毒是自然界的一部分，会侵入抵抗力低的个体，这就是自然的运行方式。不论怎样，只要自身抵抗力强大、关注自己的卫生习惯和条件，病毒就难以生长。而如果我们困于恐惧的话，我们的日常生活都将受到消极影响，即使我们根本没有机会感染病毒，也会被自己击垮。

答主三（心理学家梁丽娟、苏朝霞等）

专业知识 积极情绪有利于提高免疫力。心理因素对免疫力的影响很显著。研究发现，抑郁、焦虑、无望感等负性情绪以及情绪抑制对癌症的治疗不利，而乐观的正性情绪以及情绪表达有利于癌症的治疗，同时自然杀伤（NK）细胞、T细胞亚群以及干扰素等免疫功能指标在情绪与癌症的关系中发挥着重要的调节作用。

推荐阅读：梁丽娟、苏朝霞，《情绪与癌症的心理免疫学研究进展》，载于《全科护理》2019年17期26卷。

1.2 家庭关系超话

1 家里老人不注意消毒和防护，还说自己一把年纪了生死由天，该倒霉的都会倒霉的，为此我既着急又难过，还担心，真不知道如何跟他们沟通。

答主一（朋辈达人）

我家也有同款的爷爷奶奶，把我给急的，而且他们起床特别早，趁我和爸爸妈妈不注意就溜出去了。跟他们讲道理真的没有什么用。好在我爷爷奶奶特别疼我，我后来就半开玩笑地说："奶奶，新闻上说，很多人接触病毒自己没有感染，但是把家人里面体质弱的给传染了。您说您这不戴口罩，买个青菜回来就把您孙子放倒了，您这得多心疼呀。"我奶奶一听这话马上就戴口罩了。和老年人沟通急不得，有时候真得斗智斗勇。加油！

资料来源：朋辈热线志愿者

答主二（心理老师）

原因分析 家里老人不注意消毒和防护，可能有以下两个原因：

1. 危机没有落到自己身上，缺乏感性认识，因此，虽然本次疫情的危重症人群中老年人居多，但许多老年人反而表现出事不关己的样子。这让很多人感慨劝爸妈"戴口罩"就跟当年他们劝自己"穿秋裤"一样令人为难。这与老年人处理信息时容易出现的乐观偏差有关。乐观偏差使老年人倾向于认为自己不会被感染,心存侥幸,被感染这样倒霉的事情是别人的。

2. 许多老年人认为自己一把年纪了生死由天,好像死了也无所谓。这很像是弗洛伊德说的放弃了生的本能,死亡本能占上风,导致他们对防控措施无所谓。弗洛伊德提出人具有两种本能,一种是生(爱)的本能,另一种就是死亡的本能。弗洛伊德的理论不一定完全正确,但是老人这种无所谓,不爱惜自己,不畏惧病毒,不保护自己的行为其实是不科学的无知行为,需要予以帮助和劝导。

解决建议 1. 强调老人是家里的宝,保护好了大家心情都会好。在刚开始的时候,我们可能只是说要戴口罩,却不知道为什么戴口罩,以及戴口罩的作用是什么。在这个时候,需要借助专家的力量,权威人士的说服力比普通人要强一些。网上有很多钟南山院士关于疫情的科普视频,可以边播放边解读给父母。

2. 实时播报疫情情况,强调隔离和保护的重要性。父母有的时候信息比较落后,获取信息的能力也不如我们,所以我们可以第一时间播报官方疫情,比如今天本地区新增确诊者多少,全国新增确诊者多少,以及这些确诊者是如何感染的等信息。

3. 适当"警示"。例如通过某地区一男子因为没有戴口罩跟另一个人擦肩而过15秒就被感染了等信息,告知老人该病的传染性,不要抱有侥幸心理。病毒无情人有情,为爱你的和你所爱的人保护好自己,是每个人的重要责任。

答主三（心理学家崔丽娟等）

专业概念　老年心理学：老年人面对疾病和死亡的态度，是老年心理学中最重要的部分。作为子女，如果能重视和了解老年人对待疾病和死亡的心理，对促进家中老人的心理健康将有十分积极的作用。

推荐阅读：崔丽娟、丁沁南著，《老年心理学》，开明出版社，2012年版。

> ② 我在家不管干啥，我妈都能挑出毛病来说我。我抱着平板电脑，她就说"一天到晚就知道玩电脑"，拿起平板给她看我真的在看网课，她就立刻说："那你看网课坐在书桌上看呀！一天到晚就知道躺在床上！"不管我做什么，似乎都是错的，这样下去我快抑郁了，好想回学校呀！妈妈的性格是不会改变的，我该怎么办呢？

答主一（朋辈达人）

你确定你说的这个人是你妈妈吗？难道这不是我爸爸吗？（此处应有一个笑哭的表情）我聊天下来发现有一大半的小伙伴都想早点开学，就是因为这样的情境出现的频率太高了。我的办法是面对这样的霸道总裁，口中默念一百遍"亲爹""亲妈"，估计我小时候他们也默念过一百遍"亲生的"吧，既来之，则安之。不管他们多霸道，成年后仍然对爸妈抱有很高的期待，都是巨婴的表现，要告诉自己他们已经老了，不可能要求他们变成另外一个人，角色转变成我是大人他们是老头老太太的视角，接纳起来就容易多了，希望对你有帮助。

资料来源：朋辈热线志愿者

答主二（心理老师）

原因分析　该案例中的主人公遇到的问题还是蛮常见的，尤其是在家待了比较久的时候。刚开始回家妈妈有多欣喜，待久之后妈妈就有多"嫌弃"。

个人认为可能有以下几个原因：

玩手机，玩电脑，在父母的眼里，都不是好的表现，但是现在手机、电脑已经成为工作和学习中必不可少的工具了，已经不是一个"玩"可以概括的。父母这一代的常识、习惯难以改变，但是他们爱孩子的心没变，还是希望你能坐在书桌前看平板电脑，也许还更舒服、更高效一点。人际互动中刻板印象是难免的，也是可以消除的。

父母对儿女有期待，他们会按照自己比较理想的样子来要求自己的孩子，这时候常常会过于啰唆，过多指责，结果吃力不讨好，惹得年轻人反感。父母认为学习就应该坐在书桌前，有个学习的样子。而殊不知有人在地铁上、在公交车上、在走路时都有可能在学习。年轻人生活比较随意，追求自由和享受，比较个性化。而父母比较传统，生活比较有规律，他们不能理解没事干，不出门，老躺床上；他们不能理解所有与他们习惯不一样的行为，说了年轻人也不改，他们也很烦恼。

解决建议　人在屋檐下，尝试"低低头"。正如案例中主人公所言，妈妈的性格是不会改变的，那么就只能我们自己改变了。这是父母的家，父母唠叨太正常了，不唠叨没法显示其家庭地位。所以，首先要把自己的姿态放低一些，不跟父母正面"杠"，才能活得更舒服一些。

主动分担家务活。勤劳的人到处受人喜欢，没有一位妈妈不喜欢自己的孩子主动帮忙分担家务。一方面，你承担了作为家庭成员应尽的义务，另一方面体恤妈妈的辛勤付出，可以缓解家庭矛盾。

创造并体验家庭共同娱乐项目。疫情期间，大家都宅在家里，我们都会产生一些不良情绪，或焦虑或烦躁，尤其是父母，他们的娱乐项目本来就少，现在只能待在家里，你就成了他们关注的对象。虽然发发牢骚可以排解一些郁闷，但是你一定不甘心做出气筒。所以在自己也抑郁之前先"绝地反击"，创造一些家庭共同的娱乐项目，帮助大家一起快乐宅。这些娱乐项目可以是陪父母打打牌或打麻将、做一些手工活、拍一个搞笑抖音，等等。只要你投入一点点的关注到家庭而非自己个人，那么你的生活也会变得有趣起来。

答主三（心理学家史密斯）

专业知识 "当下的情境不是新的，而是对过去的复制。孩子的喜怒哀惧是生命能量的自然流动，但是父母会由于自己的缘故压制孩子的情绪、思考。于是，这种创伤就固着在孩子体内。由于对权威的惧怕，孩子会把这种打压重复在自己的孩子身上。"

资料来源及推荐阅读：［美］史密斯著，《拥抱你的内在小孩》，机械工业出版社，2013年版。

3 我家是做餐饮的，因为疫情，没法营业了，爸妈的经济损失比较大，两人心情不好，整天在家吵架。我一开始是安慰他们，但是没有什么用，后来听着听着我自己都快崩溃了，跟他们说"这点困难就吵成这样不如离婚算了"，他们竟然还说我是白眼狼，我真的不知道该怎么办了。

答主一（朋辈达人）

这真是很典型的中国式孩子劝架爸妈了，一开始以为自己是裁判，维护世界和平，谁知道劝到最后成了他们"混合双打"的对象。究其原因，我们自己毕竟还没有成家，不会对爸妈的事情了如指掌和感同身受，加上人在情绪之中，往往会容易激动，可能我们自己劝架的时候也是带着情绪的，毕竟我们不是外人，所以效果不理想。建议你下次在他们情绪冷静之后再调解，或者在自己冷静的时候再调解，这要比一家三口都在气头上时沟通强。

资料来源：朋辈热线志愿者

答主二（心理老师）

原因分析 这次防疫期间，我们跟家人待在一起的时间增加了，家人之间的时间和空间距离没有了，这是个新挑战。再加上在新型冠状病毒肆虐的特殊时期，许多人心怀恐惧，情绪紧张，对未来工作、生活状况的不确定表现出各种各样的负面情绪反应。在焦虑、抑郁等负面情绪支配下，看待事物的"心态"也会发生扭曲，于是沟通不畅，父母就吵架了。这是因为负面情绪控制下认知范围变狭窄，容易专注于自身担心的信息，不再关心周围环境中的其他事物，过度关注消极后果。同时，我们的安全需要受到了冲击，我们更渴望支持和依靠，让我们重获安全感。

父母的餐饮生意受到了疫情的影响，经济损失增加了父母的压力，父母沟通方式不当，相互争吵导致压力增大。在没有安全感的时候，情况就会愈来愈差。

你是一个很在意父母情绪的人，所以当他们吵架的时候，你很希望帮帮他们，希望自己可以安慰他们，让他们感到温暖，感到更有力量。但是正因为你对父母的关心，他们的情绪也传染给了你，快要崩溃的你说出了一些不理性的话，父母因此误解了你，你感到更加无助。

解决建议 首先，觉察你的情绪及想法。尽可能地让自己平静下来，你可以试着问问自己，看到父母吵架，我是什么样的心情？把这样的心情告诉他们，或许他们就不吵了，或许也会给你一个解释。其次，建立友善的自我对话。父母吵架，因为疫情影响经济收入，禁足在家无所事事，心情烦躁。你每天看着父母吵架，同样更加心烦意乱。我们的焦虑恐惧，很多时候和我们的灾难化想法有关。这个时候我们可以去问一问自己："我的想法符合现实吗？""如果不符合，那符合现实的想法是什么？支持和反对这个想法的证据是什么？除了我现在想到的可能，还有其他可能吗？""如果我的想法符合现实，那这些想法对我有什么影响？是帮助我解决目前的困难还是让我变得更加害怕，让我束手无策，坐立难安？如果我的朋友处于和我现在一样的处境，我会和他说什么？"人的想法和信念对身体和心理都有很强的暗示作用，给自己一些积极的心理暗示，可以帮助身体更好地抵御疾病。

与家人进行爱的语言沟通。非暴力沟通的语言技术，有四个步骤：描述观察到的现象、讲述我的心理感受、表达我的心理需要、提出自己明确的请求。你可以这样向父母说：我看到你们最近因为担心家庭收入而有一些争论，我的感受很复杂，觉得你们都很不容易，但是又因为你们的争论而感到难过。我需要我的家人在这种情况下团结在一起，你们可以在想要争论的时候让自己默数十秒之后再说话，这样可以吗？

这是一个家庭内部的沟通问题，也许上面这三条建议可以助你家庭和谐。

答主三（心理学家马歇尔·卢森）

专业概念　爱的语言："当我们褪去隐蔽的精神暴力，爱将自然流通。"

"非暴力沟通指导我们转变谈话和聆听的方式。我们不再条件反射地反应，而是去明了自己的观察、感受和愿望，有意识地使用语言，既诚实、清晰地表达自己，又尊重与倾听他人。我们在沟通的过程中培育对彼此的尊重、关注与爱，使人和谐互助。在使用爱的语言的同时，我们也提高了自己爱的能力。"

资料来源及推荐阅读：［美］马歇尔·卢森等著，《非暴力沟通》，华夏出版社，2009年版。

> **4** 我这次待在家的时间比较长，以前我导师的课题组很忙，爸妈也忙，都没有这么长的假期。然后爸妈就很珍惜这次共处的时光，每天都要问我想吃什么，对我照顾备至，水果都要切好了放在书桌上。我已经二十几岁了，这样被关注和照顾，很不习惯，感觉压力很大，尤其毕业设计还没有什么进展，感到很内疚，我该怎么办？

答主一（朋辈达人）

我也是，在家干点什么坏事，都有负罪感，挺累的，尤其是对比自己的进度就更着急了。读研之后，老是不出成果，真的觉得自己是平平凡凡一棵草，但是在家真的被当个宝，爸妈嘴上不说，眼睛里都是期待，这么大的人了怎么可能没有压力呢？只好自己调节了。但的确读研和中学、大学都不一样，那时只要自己努力认真，一定可以提高成绩，但是科研真的很特殊吧，有峰谷期和各种外部因素，并不是努力就一定能出成果。努力拥有一颗平常心吧，岂能尽如人意，但求无愧于心。

资料来源：朋辈热线志愿者

答主二（心理老师）

原因分析　你的压力和内疚感恰恰说明你长大了、成熟了，有很强的责任心和使命感。大家闲着在家接受家人的照顾，这也是一件美事，你可以多参与，也照顾一下父母，也许会好一些。如今大多数人自我隔离、居家不出，自我效能感严重降低；就算在家工作、学习的人，也多数反映自己很难集中注意力，效率较低。如今被局限在家中无法顺利完成毕业设计，心中焦虑是难免的，我们如何解决呢？

解决建议 首先，积极认知应对负面思维，付诸行动改善内疚心情。所有适当的消极情绪都有进步的意义，内疚促使我们远离理所当然，促使我们去积极行动。参与一些家务，给父母提供一些服务，互敬互爱就能其乐融融。

其次，说出自己的焦虑，表达自己的感恩。一方面，父母的照顾让你感到压力，告诉他们，甚至可以每天告诉他们你是多么感恩他们，多么爱他们；另一方面，可以真诚地表达自己感觉到的压力情绪，比如担心完成不了毕业设计，相信你可以从他们那边得到信心，减少对不确定性的恐慌感。

最后，采取积极的行动。第一是颜施，多微笑，这对于我们的自我效能感有提升作用。第二是身施，多行动，和家人的拥抱可以让人感到安全。第三是言施，多表达，多倾听。第四是心施，多感受，体验交流。可以静下心来看看国内外相关研究文献，增强对完成毕业设计的信心，从而增强自己的力量，增加对环境的控制感。

答主三（心理学家丹尼斯·格林伯格）

专业概念 理智："牡蛎能从一粒沙中造出一颗珍珠，沙粒惊扰了牡蛎，但牡蛎用保护性的光滑外膜来裹住沙粒，同时缓解了自身的痛苦，正是这层保护性的外衣造就了美丽的珍珠。令牡蛎感到不适的刺激物成了孕育美丽新事物的种子，同样的，这本书将帮助你从现有的不适中发现有价值的新事物。"

资料来源及推荐阅读：〔美〕丹尼斯·格林伯格著，《理智胜过情感：如何改变你的抑郁、焦虑、愤怒和内疚情绪》，中国轻工业出版社，2018年版。

1.3　学习管理超话

1 因为不能出门，我想正好利用这段时间把英语和高数好好补补，但是在家学习的效率太低了，总是忍不住被家人的娱乐活动影响，比如家人在追剧的话，我就忍不住要加入进去；即使自己都已经回房间坐在桌子前面了，也很难抵制刷手机看剧的诱惑；饭前饭后他们如果打牌，我也很容易加入进去，放弃原本的学习计划。放假到现在觉得什么都没有好好学，又不能返校，怎么办？

答主一（朋辈达人）

首先在家学习和在校学习一样，需要学习计划和时间管理，当然由于在家的诱惑更多，环境更为复杂。所以特别分享几点对我个人很有用的妙招：

一、既定的学习时间之前的那顿饭不要吃得太饱，七分饱即可，避免脑部血液循环不畅，昏昏欲睡；二、不要穿睡衣学习，穿着睡衣，很容易又去床上或者沙发上了，换上平时在校园里穿的校服，提升精神气质；三、整理环境，将书桌收拾整齐，摆放好自己喜欢的饰品，沏上一壶自己喜欢的茶，营造整洁美好的学习氛围；四、自我反馈对学习计划的进行情况，完成任务后适当放松。

资料来源：视频《如何在家高效学习》

答主二（心理老师）

首先你能想到利用这段小长假查漏补缺，真的是非常棒的学习态度，为你的动机和想法点赞，也反馈一些对你来说可能有用的方法，助力你实现你的学习目标。

第一，如果家人的娱乐行为能这么容易影响到你，那么恭喜你，因为家人的活动既可以是一种干扰，也可以是一种资源和支持。我想既然你那么容易被影响，应该是位比较关注家庭环境和氛围、关注他人和外部世界的同学，当家人的行动目标和你的行动目标不一致的时候，就容易分心。不如试试告诉家人你近期的学习目标、每天的学习计划，也邀请他们加入到你的"学习联盟"中来，而不仅仅是你加入到他们的"娱乐联盟"中去。大学生往往不愿意让家人像监督小孩子一样"监督"自己的学习，更愿意自主学习，但事实上主动分享学习成果、反馈学习进度不仅并不幼稚，还可以加深自己和父母之间的联结。可以试试邀请父母参与反馈你的学习成果和学习计划，看看会发生什么。

第二，学习容易分心，可能和学习目标的设置和工作难度的适度性有关。心理学研究表明，任务难度过高或者过低，都不利于沉浸体验的发生，容易分心；或者目标过于庞大，缺乏小目标，也会导致无从下手。所以学习心理学理论提倡"长计划、短安排"，需要把大的学习目标分解成小的，并设置合理的问题难度，适度挑战。

第三，自主学习的状态下，如果缺乏自我反馈和自我激励，也会导致学习热情降低，不能保持学习的持续性。所以，可以尝试在取得阶段性学习成果的时候（比如完成了今天的英语学习目标），就给自己一个激励，可以是允许自己吃喜欢的食物，也可以是看自己喜欢的娱乐节目，等等，以达成自我激励和自我反馈，强化有效的学习行为。

答主三（心理学家艾伦·卡尔）

专业概念 沉浸体验：是指当人们在内在动机驱使下进行某种虽然具有挑战性、需要一定的技能并全身心投入的活动时，仍感觉到它是在自己控制之中的一种体验。在沉浸体验的过程中，人们往往会忘我，对事件知觉也不同于寻常，也称心流。

心理学研究者们通过研究列出了日常生活中不同的活动发生沉浸体验的频率。其中，沉浸体验发生频率最高的活动是做自己爱好的事情、做运动、看电影；其次是社交、学习和工作；沉浸体验发生最少的活动是闲逛、休闲、做家务和看电视。

沉浸体验的发生和以下几个因素有关：兴趣和内在动机；工作的技能、挑战性与个人技能的匹配；明确的目的与即时的反馈；全神贯注与忘我。

推荐阅读：［美］Alan Carr 著，郑雪等译，《积极心理学》，中国轻工业出版社，2016 年版。

> **2** 我在准备考研的复试，平时在学校都有同学一起学习，在自习室对比着别人的进度，就很安心，并且我在自习室的时候，基本都是不看手机的，教室有铃声可以参考，就能专心地学习。在家学习看不到对手也看不到队友，没有参照系，如果想组团相互监督打卡，就意味着要拿出手机，一旦拿出手机，就太容易去干别的了！扔掉手机又很不踏实，更紧张了，怎么办？

答主一（朋辈达人）

在家学习对考研大军的确是个考验，环境安逸，容易睡着，如果执行力不强，真的做个阅读就做困了。所以我的经验是严格划分学习模块，固定学习时间，像上课一样，180分钟为一次复习单元，做完才能干别的。每天保证9~12小时的学习。很多人质疑我3个小时时间太长了，我特别想反问，考研每门课的考试都是3个小时的，如果在家连3个小时都坐不住，如何在考场上保持专注呢？这次禁足也算是提前适应考场吧，要说没有参照系，考试的时候更没有呀，你既不能看别的同学的卷子，也不能看手机，是不是一样呢？时间模块太零散会导致难以提升注意力，而连续学习时间太长也会导致疲劳，可以根据自己的学习特点制订计划，关键词是固定、固定、固定，重要的事情说三遍。把学习变成吃饭睡觉那样的习惯，而不是大型狙击任务，这样才能避免忍不住想要找队友、看评分，变成习惯之后，自然就不会感到不踏实了。

资料来源：网络

答主二（心理老师）

你平时在学校有上自习的好习惯并且能在自习时间保持专注不看手机，这真的是太棒了。能够理解你转变为在家学习后不适应的感受，一个保持得非常好的习惯，一下子想改变，真的很不容易呢。正如你说的，如果组队学习，势必依赖打卡，手机互动，会增加干扰；如果独自学习，又会找不到参照，想必也少了很多趣味。这的确是个挑战。这次战"疫"，其实也是国人学会和自己相处，处理孤独的机会，对我们考研的同学来说，也是体验独自奋战的过程。老师也在探索在家工作高效性的成长过程中，分享几点建议给你：

第一，接纳在家独自学习过程中的焦虑和不安，告诉自己这是正常的。毕竟是个比较大的学习环境和方式的改变，接纳自己暂时处在调整的状态，如果达不到自己满意的效率，不要太过自责，接纳和面对这个状态。我想考研大军中每个人都会有或多或少的不适应，越是着急，就越是事与愿违。

第二，的确，在线的进度比较和互动对于营造学习氛围的帮助不大，并且由于每个同学呈现的未必是真实的学习状态，比如一个正在激励自己的同学，在社交平台上晒出来的可能刚好是他一天中最好的学习状态，但你看了就会增加焦虑，事实上他也会有波动，所以这种互动很可能还增添了复习的压力。这种状态下，最好的参照对象是自己。和昨天的自己比，和上午的自己比，有进步了给自己点赞和奖励，滞后了给自己打气和鼓舞。合理安排学习计划和时间，自我评估、自我反馈也是一件很有趣的事情呢（可参照上一个问题的回答）。以不同时间的自己为参照，给予自己评价反馈，生成自我评估报告（考研日记、复习手账），既督促了自己学习，也别有一番乐趣。

第三，在结束一天的复习之后，可以开启互动，和研友们聊聊天。既不影响自己的复习计划，又能知道大家的问题和困扰，在精神上相互支持、打气，既放松了心情，又增强了和研友、好友们的联结。

答主三（心理学家王小明）

专业概念　学习动机："学习动机可以被看作是学习者的一种特质，也可以被看作是一种状态。"

"内部动机理论强调学习者的自主性、自发性及对环境的主动掌控，认为学习者参与学习活动是因为他想要参加而不是迫于外来的压力、诱惑或者内在的驱力而必须参与。内部动机是推动学习者学习的重要动力。"

"内部动机的来源主要有挑战、好奇心、控制、想象。"

"卡梅伦和皮尔斯的研究表明：对个体有浓厚兴趣的活动进行奖励会削弱内部动机。"

综上，内部动机对于学习来说，比外部动机更重要，在家学习没有参照并非坏事，只要我们能够享受学习本身、沉浸下来，找到学习的乐趣和意义，就会产生非常好的效果。

资料来源及推荐阅读：王小明著，《学习心理学》，中国轻工业出版社，2009年版。

3 学校发了停课不停学的通知，开学前还要在线上课，我平时不太看直播、慕课，喜欢实体课堂和面对面交流，担心不能很快适应新的学习形式，影响了成绩，怎么办？

答主一（朋辈达人）

网络上大家都普遍反映，由于自家老师都是网络教学的新手，和自己的任课老师上网课的体验大大不如专门录制的经典网络课程，也不如地面课堂的效果好。这事儿对大家都是挑战，你焦虑，老师更焦虑，非常时期，我们做学生的要多多支持老师的工作，老师也不会因为一两次网络课的互动效果，影响对我们的评分。到了大学，学习成绩主要取决于自主学习能力，不管哪种形式的教学都一样。

资料来源：学霸学长的分享

答主二（心理老师）

作为大学老师，听说你喜欢来教室上课，面对面和老师交流，老师真的非常开心。因为随着在线教学的普及和推广，一些同学反而不是很认真地出勤课堂，更偏爱自学，少了很多和本专业老师线下交流的时间，我感到很遗憾。在这一点上你做得非常好，相信你也从和老师的互动中收获了很多，是一个学习能力很强的同学。听了你的讲述后，老师对你的学习更有信心了。直播和在线上课，只是换了一个和老师、教学资料接触的方式，学习内容并没有改变，这对于本身就热爱学习的你来说，一样可以学好，只是我们需要体验新的接触互动方式。所以，老师想对你说：第一，线上学习，老师备课使用的基础教学材料没有变，也就意味着你的主要学习内容也没有变化，你是完全可以学好的，要对自己有信心。第二，变化的部分是接触方式和互动反馈方式，这对于直播互动体验较少的你来说，既有挑战，也有优势。挑战的地方在于你需要一个从陌生到熟悉的过程，需要探索适应；优势的部分是，对于早已经习惯线上学习的同学来说，他们也许还少了些新鲜的体验呢，而你由于刚刚接触，反而会更加专注和葆有新鲜感，学习互动效果比有线上学习经验的同学更棒也说不定呢！

答主三（心理学家刘电芝）

专业概念　学习策略：影响学习策略获得因素的研究表明，学习策略的运用受到人格因素（能力、认知风格和相关的先行知识）、情境因素（作业的特征、内容、难度以及呈现作业的背景、有关教学的背景）、情感因素（主要是动机）这三个学习者主观因素的影响（比格斯）。努力归因与学习成绩存在非常显著的正相关（谷生华），自我效能与学习策略存在的正相关更显著（王振宏）。以上研究结果对我们这个问题的启示在于，相对于教学情境的变化这个困难和变动而言，来话者自身的一些特质如自我效能感、认知归因，才是稳定和显著的。如果了解了这一点，这位同学可以对即将到来的线上学习体验就会有更多的信心。

推荐阅读：刘电芝、黄希庭，《学习策略研究概述》，选自《教育研究》，2002年版。

4 我看到很多同学面对疫情都热血澎湃，做公益小视频，帮学校、社团做公众号推送，写文章，做志愿者，但是我这次感觉什么都不想做。我平时不是一个冷漠的人，甚至很积极，平时我成绩不错（全班第二），社会工作也不错，是班干部，志愿时间也都是比规定多很多的，之前还拿了国家奖学金，也是老师、同学们对我各方面的一个肯定吧。但这一次我真的好像没有动力，只想保护好自己和家人，不想做太多的事情。老师每天叫我帮忙统计班上同学需要上报的和疫情有关的数据，我都只是机械地去跟同学们要了收集上来，也不想主动关心那些家庭所在地疫情比较严重的同学，甚至有点烦。我这样是不是很不好？

答主一（朋辈达人）

　　每天收集和呈报信息，是有点麻烦，但对状态轻松的同学来说，就不会有任何影响，我和其他班干部都可以做。平时你一个人做这么多班级工作很辛苦，我们也很想做些什么，但又不知道你需不需要我们的协助，就没好意思问你，希望你以后多告诉我们你需要我们做些什么，大家是一个团队。这些都是小事，不用放在心上，寒假你就好好休息！

资料来源：学生群

答主二（心理老师）

你平时取得了这么优异的成绩，还获得了国家奖学金，同时也是班干部和组织的骨干，想必在平时的学习、工作中，你的付出和努力要比其他同学多得多，才能取得这样的成绩。所以老师其实有点担心，平时的学习、工作强度是不是太大了呢？身心还吃得消吗？对于你来说，可能比别的同学更需要在寒假好好休息，而不是继续高强度地学习、工作。在这次的疫情中，我们没有人可以置身事外，大家都面临不同程度的生命安全的挑战。所以对于我们普通大学生来说，自我照顾非常重要，把自己照顾好了，保持健康，就不需要医护人员和志愿团队来照顾你了，就是节约了公共资源，这也是很重要的贡献。不一定要跑去帮助别人，才是做贡献。需要休息是正常的身心反应，没有好坏之分，可以尝试接纳自己目前的身心状态。也有很多学生骨干和你有一样的状态和矛盾，老师建议：

第一，在决定是否要参加抗疫的志愿服务之前，先评估自己的身心状态。如果上学期比较疲劳需要休息，适度给自己放假，顺应和接纳自己身心的需求，来日方长，想为国家做贡献总有机会。

第二，疫情之下，人与人之间相互支持，有稳定的支持反馈系统对每个人都很重要，不必独自扛下情绪，及时反馈和告知老师、家人你的真实状态，他们才能真正放心、安心。如果统计信息的事情让你很疲惫，时间久了老师也会感受到，会更担心你，不如及时告诉老师，相信老师完全可以理解你的感受。而且正如你所说，不少同学还是很积极的，可以把工作分担给他们，给自己放个假，也可以增加团队之间的联结和协作，一举两得。

第三，疫情之下人人都有应激反应，略夸张的"战"或者"逃"都是很正常的，一段时间之后就会自然缓解。试着休息一段时间，如果一段时间之后，状态还是很低落什么都不想做，那么可能就需要引起重视，和心理老师、医生进一步确认是不是有了应激障碍或者呈现抑郁的状态了。

第四，老师从你提问的最后一段中，感受到了你的"内疚感"，你似乎心里有一把标尺，什么是你应该做的，什么是你不应该做的，一旦有做不到的，就觉得自己这样"很不好"。心理学认为，适度的内疚感可以提供个体行为标准，保护个人、家庭和社会的关系，但如果这个"内疚感"的剂量过大，也会成为我们心灵的毒药，影响我们的情绪健康以及和他人之间的关系。当这个内疚感让自己生活得非常疲惫时，也是我们需要对它给予关注和探索的时候了。在本书第三章我们将分享心理学里关于内疚感的一些讨论和观点，希望对你有启发。

答主三（心理学家盖伊·温奇）

专业概念　内疚感："过多的内疚感可能会导致两种对我们的生活质量造成消极影响的创伤，其中一个是对个体功能和幸福的影响，它会催生自我谴责，和我们的喜悦和幸福感玩起了'打地鼠'游戏，消耗我们的精力，影响我们对幸福的感受和体验；其二，内疚感还会阻碍人际关系，导致我们不能和关系中的对象进行健康的沟通，限制我们以真挚的方式与他人交流的能力。"

在这个问题中，这位同学觉得自己服务同学协助老师都是"应该的"，如果不能做到就觉得自己不够好，这样的内疚感阻碍了他向辅导员老师去反馈自己身心疲惫的状态，已经初步呈现了内疚感的影响。

推荐阅读：〔美〕盖伊·温奇著，孙璐译，《情绪急救——应对各种日常心理伤害的策略与方法》，上海社会科学院出版社，2015年版。

1.4 情绪调适超话

> **1** 我住的小区里有人确诊，确诊前的那几天，我还每天在小区的快递暂存柜取快递，很担心确诊病人也触碰过快递柜。早上起来喉咙痒都会担心自己被感染了，看到关于冠状病毒能在金属、木制品上长期停留的相关报道，就会心跳加快，紧张到出汗……我该怎么办？

答主一（朋辈达人）

的确，这种情况下想要排除自己被感染的可能性会很难，理论上讲谁都有可能因发生巧合而感染。我的办法是去证明我是真的有可能被感染的，假如这样需要满足哪些条件，证明得越严谨越好，然后你就会发现需要同时满足的条件还是很多的，这时候你就会觉得要想同时有这么多巧合还是非常困难的。当然不能因为这样就一直抱有侥幸心理，防护和杜绝隐患是非常必要的，但因为很多人总担心自己被感染，这种担心其实也会影响生活起居，降低免疫力，所以需要通过一些方法来进行自我安慰。再者，你担心快递柜和其他公共设施上有活的病毒留存，那么快递员其实就是最容易感染的人群，但是仔细查询信息你会发现快递员并没有那么容易受感染，这样想也会降低自己的担心。

资料来源：网络

答主二（心理老师）

你所居住的小区有居民确诊，你感到担心，这样的反应是正常的。适度的焦虑情绪不仅是人们对于重大生活事件的正常反应，在疫情严重的情况下，也是维持公共卫生安全的必要基础，恰恰因为有人总是存在侥幸心理，在不知道自己感染的情况下不顾政府和媒体的号召到处走动聚集，才造成了一些不必要的传染。所以，首先要正确认识自己的焦虑情绪并且接纳它。

其次，从问题中看，你已经感受到了身体对疫情的信息特别敏感，紧张害怕，影响了自己的日常生活，所以，我们可能需要尝试一些有帮助的方式去减轻这些焦虑，尽可能让它们的影响降低。试试去感受自己的身体，相信自己的身体是敏感的、健康的，对外界的病毒、细菌有抵抗力和敏感性。感受身体的每一个部分，尝试下经典的放松练习，依次放松自己的头、颈、肩、胸、背、双臂、腰、臀、腿、膝盖、脚踝、足底的肌肉，感受它们的感觉和需要，相信自己的身体是健康的、敏感的。心理学研究表明，那些经过训练，每天积极想象自己身体里的白细胞在抵御病毒15分钟的癌症病人，康复的效果要明显好于没有经过这样的积极想象训练的患者。所以，我们也可以试着伴随自己喜欢的轻音乐，想象能让自己感到放松愉悦的意象。如果你平时就有正念、冥想或者练习瑜伽的经历，这些练习对你来说就会很容易了。网上有许多这样的音乐和视频，你可以挑选自己喜欢的进行练习，放松心情，提高身心免疫力。

在做这些放松的同时，可以缩减自己被动关注各种信息的时间，用主动选择一些自己喜欢的任务、工作来替代，任务的选择可以参考第三节第一个问题中如何获得更多的沉浸体验中的回答，为自己创造更多的愉悦体验。抑制焦虑和恐惧并不容易，但是增加一些愉悦的体验却是相对容易的，可以主动选择那些能够产生更多愉悦体验的事情去完成。

答主三（心理学家西华德）

专业概念　冥想："在任何年龄阶段，大脑都需要休息，暂时从各种思想、烦恼和外部刺激中解脱出来，冥想是使大脑从感觉超载中解脱出来的最好办法。在当今世界，冥想已经被认为是非常有效的放松技术。冥想是注意的高度集中和觉察——一种产生和享受大脑安静状态的过程。它是已知的最古老的放松技术，并且它是如此地受欢迎以至于它们已经融入当今所有的放松技术中。简单地说，冥想就是集中注意，提高对自己内在的觉察。当大脑虚空之后，无意识思维就会进入意识领域，给生活带来启蒙。"

"本森发现放松具有四个成分：一个安静的环境、引起注意的心理工具、一个被动的态度、一个舒服的姿势。"

资料来源及推荐阅读：[美] 西华德著，许燕译，《压力管理策略》，中国轻工业出版社，2008年版。

2 在网上看到感染者、一线工作人员去世的消息，就会很难过，久而久之，我都不想点开这样的新闻了，怕看到就很难过。我也不想去看那些正能量的新闻，我觉得那些就是用来抵消这些负面新闻的作用的。尽管我减少了对所有新闻的关注，可是我的情绪还是持续低落，我该怎么办？

答主一（朋辈达人）

我一开始和你有同样的感受，然后我就在我几个好友的小群里说了，我们这个小群关系很好，是一个学习小组，一起学习感兴趣的东西，经常相互支持。这次事件对大家都挺有影响的，我们就深度分享了一下，好友们还相互推荐了相关的电影，比如韩国拍的《传染病》，还分享了一些豆瓣的影评。一开始大家都挺压抑的，但是讨论完就好多了，感受相似的部分能引起共鸣，不同的观点之间可以促进思考，提供支持。有这样一个链接就能感受到其实大家都可以一起面对的，毕竟我们不在一线，没有必须要应对和面临的东西，自己给自己构建一个怎样的精神环境和心理世界还是很重要的。

资料来源：心理热线志愿者

答主二（心理老师）

从你的叙述中，老师能够感受到你在面对生命逝去时的悲伤。美国"9·11"事件的时候，也有很多无辜的生命永远地离开了他们的亲人和这个世界，当时很多美国民众，包括精神卫生专业人士，不同程度上受到了这场悲剧的困扰，出现了和你一样的反应。很多人都不愿意再去想当天发生了什么，即使不去想，他们的情绪也没有好转。今天情况不一样的是，我国目前的疫情还没有结束，人们的悲伤和担忧共存，这对每个新闻读者来说，都会产生不同程度的替代性创伤和扰动。所谓"替代性的创伤"最早是指治疗者长期接触患者，受到互动关系的影响出现了类似的病症，后来被心理咨询师们广为引用和延伸；也指目击残忍、破坏性的场景后，出于对受害者及其创伤的同情和共情，间接导致的各种心理异常而出现的身心困扰。对于如何处理这种创伤，临床上其实存在着一些争议。比如"危机事件压力情况汇报"（CISD）技术要求创伤事件的经历者尽早讨论事故的各种细节，认为将事情的经过和自己的感觉表达出来，就能尽量减少创伤后应激障碍的发生率。但是，对创伤性记忆的研究又认为，对事件的回顾能够轻微改变我们的实际记忆，当我们回忆起痛苦的经历，同时强烈的情感依然没有平息的话，就会在不经意间将这段记忆与强烈的情感反应联系起来，结果是我们的相关记忆更有可能唤起情感波澜，可能赋予他们更大的破坏力和冲击力。所以，无论你看不看相关新闻，去不去和家人、朋友讨论这些逝者的故事，都会各有利弊，需要根据自身的实际情绪需要和状态决定。综上，老师建议你：

第一，感受自己的情绪，了解自己情绪背后的需要，并且为自己增加支持。如果你感受到情绪后面是对一个稳定的支持系统的需求，你可以尝试请求家人、朋友、老师给你支持、鼓励和反馈。也可以通过让自己感到安心、有支持的物品的陪伴来支持自己，比如自己喜欢的毛绒玩具，能够舒缓情绪的文学、电影作品，等等。有的同学在热线中直接提出需要老师说些支持和鼓励的话语，这就非常清晰地感受到自己的需求并用行动寻求支持，是非常棒的。

第二，寻找和发现悲剧的意义。在叙事疗法中，我们经常这样做。患者和医务人员、一线工作者的去世都是让人悲伤的，但是沉浸在悲伤的情绪中对我们并没有帮助，我们在接纳自己情绪的同时，可以试着去发现和回答，这些悲剧对我们生者乃至人类、社会的意义和帮助是什么。

第三，逐渐从自我的迷失和放弃中恢复过来，试试看能不能带着我们所发现和寻找的意义继续生活，能在我们的价值层面为家人和社会做些什么，以及探索我身上有哪些品质能够帮助自己实现这些意义。

答主三（心理学家盖伊·温奇）

专业概念　意义："人类最重要的前进动力之一，就是寻找人生经历的意义。无论我们的世界观如何，丧失和创伤都可能挑战我们对世界的基本看法，让我们经历深刻的情绪困扰。震惊之余，我们挣扎着为灾难寻找原因，试图把新的现实纳入不再向我们提供安全感的基本信念的框架之中。事实上，这样的信念危机并不少见，此时我们常常心中充斥着疑问和困惑，再次踏上寻找答案的旅途。很多人在6个月内就能试图将各种想法合理化，也有许多人即使多年以后也无法释怀。然而，只要越早重建世界观，整合丧失或者创伤的经验，就会越快地摆脱消沉，更好地进行心理调整，患上创伤后应激障碍的概率也会降低。"

资料来源及推荐阅读：[美]盖伊·温奇著，孙璐译，《情绪急救——应对各种日常心理伤害的策略与方法》，上海社会科学院出版社，2015年版。

3 原先做了很久攻略，机票酒店都订好的旅行计划取消了，闷在家里很沮丧，做事都提不起精神来。但是我很明白我这点小事跟武汉的同胞们的经历相比，实在是太不值得一提了。说实话我真的不好意思来咨询，甚至觉得自己这样有点占用公共资源，可是我这段时间真的很低落，我该怎么调节？

答主一（朋辈达人）

我和小伙伴们也是同样的情况，我还是发起者，旅行攻略也都是我做的。我一开始还很内疚选错了时间，给大家造成了一定的经济损失，所以起初真的非常沮丧。我爸妈都不喜欢旅行，我没去成似乎他们还挺开心的，也不理解我的失落，那几天的心情真的只能自己体会。但是后来一个好朋友对我说的话点醒了我："旅行是对自己的奖励，去不去得成，都不能变成一种惩罚吧。"我反思了自己，我不太喜欢我家的环境，所以总是想走出去，这次既然全国人民都不能走动了，就成了一次被动的成长。我坚持在家打卡一些自己很久都想做但没有做的事情，最后写满了我的手账。虽然旅行没能成行，但是心灵也去到了以前未曾到达的地方，有了新的感受。

资料来源：朋辈热线志愿者

答主二（心理老师）

首先感谢你有资源优化配置的意识，想把资源留给最需要的人，这样的意识和爱在当下是大家都需要的品质。老师注意到你说到了"不好意思""不值得一提"，我们心理学上怎么去评估压力对人的影响大小呢？并不是根据生活事件本身的重要性评估的，而是根据实际上对人产生的影响大小来评估的。对于你来说，期待很久的旅行取消了，也许你花了一年时间来做攻略，攒经费，也许那是支撑你一年辛苦学习和工作的动力，突然取消之后，一定会有很多的失望和失落。这是非常正常的情绪和反应，"非常值得"被关心和关注到，老师很欣慰你因此来求助了。

对于持续了一段时间的低落情绪，老师很想知道你有没有做一些尝试去照顾自己这样的情绪并做些改变呢？老师猜想是不是你也因为觉得"不值得一提""占用资源"而没有和家人朋友吐露取消旅行的失望呢？如果是这样，老师建议你试着去找家人朋友好好倾诉一番旅行取消的不快和失落，畅谈你的感受，看看是不是会有不一样的感觉。

如果这样做还是没有改变的话，试试自我安慰和自我补偿，旅行取消了一定有损失，但是，是不是也有什么好处呢？这个获益可否作为给自己的奖励，比如累积到下次旅行的计划和行程中去，或者给自己新增一个其他形式的期待和激励呢？

当然，情绪持续的低落不一定是某一个事件导致的，这个事件也可能只是我们心理学上讲的扳机事件，即压死骆驼的最后一根稻草，背后可能有很长时间的生活事件的影响、学习压力的积累，也许是你上一年的工作学习太累，也许是你上一年遭遇了太多不顺心的事情。如果是这样，老师建议你找心理老师或专业医生开始一段正式的咨询，对自己近期的状态做一个全面的评估，探讨更加合适的改变策略。

最后，心理学研究表明，喜欢旅行、运动和冒险的人其实更能很好地应对大的生活事件。相信喜欢旅行的你，一定能够探索出应对问题的方式，也把心理学家的相关研究分享给你。

答主三（心理学家祖克曼）

专业概念　R型人格：又称感觉需求者，是祖克曼1971年提出的术语，用以描述那些人格由冒险精神主导的人们。祖克曼等人的研究发现，比起那些倾向于避免冒险的个体，那些喜欢可以提供强烈感觉活动（如攀岩、跳伞、帆板运动、国外旅行）的个体能够更好地应对生活事件。有假设认为，在他们有意地暴露于"可获得的压力"或者感觉活动中时，他们能够估算卷入的风险，这让他们对不可预期的压力事件做好准备，能够同样以恰当的方式处理。另一个假设认为，进行感觉活动所要求的内部资源（如自信、自我效能感、勇气、乐观和创造性）同样是有效处理压力的应对技能所需要的品质。这些假设并不是说R型人格者没有压力，相反，他们会努力去面对压力。

推荐阅读：［美］西华德著，许燕译，《压力管理策略》，中国轻工业出版社。

1.5 人际关系超话

---

1 我和高中的好闺蜜不在同一个地方读大学，她在国外念书，今年回来过春节，她说好不容易回来一次想来我家看我，还给我带了礼物。但是她才从机场回来，我真的很担心潜伏期内传染，但是又怕拒绝会伤了她的心，我该怎么办？

答主一（朋辈达人）

做人真的好难的，尤其女生之间，这样的事情真的很微妙。如果在平时，我就斗胆"赴会"了，但是现在在家，家人也会担心我们的。但是坚决不去吧，搞不好下一秒，友谊的小船就翻了，就算不翻脸，结个冰也是肯定的。我也是有闺蜜要来我家，还说让她爸爸开车过来，点对点很安全，直接"送货上门"，我妈就坚决不同意，我真的好为难。好在我妈是个情商还比较高的人，主动给我同学打了视频电话，说想看看她，有的没的东扯西扯了好多，我妈还说她自己有点感冒，属于要自我隔离的对象，不能让她冒风险来我们家，等疫情过后再聚。虽然我妈这种假装感冒的做法不一定可取，但是人情世故上没有绝对的对与错，能解决问题的办法都是好办法。你也可以和家人朋友商量下，听听他们的建议。

资料来源：朋辈热线志愿者

答主二（心理老师）

原因分析　面对突发疫情，出现担心害怕是必然的反应。我们会担心很多方面，担心被感染，担心家人被感染，担心家人是否安全，害怕家人为自己担惊受怕等。虽然现在政府提倡和要求少见面，不聚会，但是伤了闺蜜的心，老朋友不见面，内心真的会很难受的。这样的矛盾在所难免。那么，要如何拒绝闺蜜的来访呢？

解决建议　首先，你需要真诚地表达你的想法和感受。你可以这样对她说：我听到你说想来看我，我真的很高兴，我也很想见你，但是又很害怕最近的新型冠状病毒肺炎。我们还不需要"奋不顾身"，以后来日方长，还是改为视频聚会，闷死病毒，友谊长存，你觉得可以吗？

其次，减少自己的恐惧心理，不必过度紧张和焦虑。

1. 尝试正念、冥想等方法放松自己。正念就是关注当下，将思维放在简单的行动上，比如呼吸、行走、吃饭等，所有这一切都可以抑制我们的过度思维。这些都可以让我们觉察到自己的思维和情绪，然后加以调节缓解紧张的状态，促使思维更加积极，理性平和地减少和化解负面思维。

2. 稳定情绪。正常面对自己的情绪问题，告诉自己在疫情中会发生的这些变化是正常的。接纳这些信号和变化，尝试接纳是克服恐慌的开始。

3. 寻找心理支持。多和家人沟通、分享感受，也可以通过电话或微信与朋友互相交流，在陪伴中找到互相支持的力量。同时，要记住自己永远不是孤单一人面对疫情，如果不能排解情绪时，一定要向专业人士寻求帮助。目前网络和电话咨询是比较可行又安全的方式，可留意当地心理干预的网络平台和热线电话。

再次，做好各自的防护，适时适当见面，也许也可以是一个选择。

答主三（心理学家马丁·布伯）

专业概念　我你关系："面对面、直接的，中间没有中介物，构建的是'我与你'的关系；只要存在预判和期待，构建的就是'我与它'的关系。"

"爱是全神贯注的回应，是遇见，是'我与你'的关系。"

"感受是灵魂的语言，唯有以真实感受为基础，才能建立起'我与你'的关系。"

资料来源及推荐阅读：[德]马丁·布伯著，陈维纲译，《我与你》，商务印书馆，2015年版。

2　家族群里的一些年纪大的长辈亲戚缺乏信息甄别能力，总是在朋友圈和群里转发很恐慌的消息，弄得自己和家人都很紧张，也不好在群里当众据理力争驳他们的面子，他们也是好心，我该怎么办呢？

答主一（朋辈达人）

对我来说，每天刷微博看新闻得到的基本都是正能量，因为我爷爷我姥爷在群里发布的往往更吓人，我们小辈是不太信的，但是真的是担心他们吓到自己。我的做法就是不正面回应，但多转发关于预防的措施、安全的做法等，让他们多多保护自己，时间长了，大数据出来了，他们自己也会知道自己过于紧张，正面争执没有什么作用，可能还会起到反作用。

资料来源：学生群

答主二（心理老师）

原因分析　1. 家族群里的一些年纪大的长辈亲戚缺乏信息甄别的能力是可以理解的，他们往往比较感性，容易夸大问题，自己吓唬自己，他们不太相信主流媒体，容易被小道消息混淆视听，结果让自己和家人更加恐慌。

2. 长辈们年龄大了，更害怕被感染，更加容易焦虑、恐惧。他们是有闲人群，刷手机已经成了他们的主要工作。他们有可能是想通过转发信息让我们更关注他们，体现他们的价值，引起我们的注意，让我们能更关心他们。

3. 不同意他们的做法，想和他们理论但又不想和家里长辈产生冲突，很矛盾，这形成了我们大学生内心的趋避冲突，如何解决呢，其实不难的。

解决建议　人的知情意行是一体联动的，在一个具体的情境下（新冠肺炎疫情期间），我们的认知（怎么看疫情的危险度）、情绪（是否因此感到焦虑、恐惧等）和行为之间是相互连接的，形成了一个动态的三角循环。要改变老人从任何一点开始都可以，重要的是，只要他们能够接受，就有效。

1. 权威导向的信息宣传，理性客观地看待疫情，使其保持平稳的心态。引导他们看权威人物的讲话，中央领导人，权威医生、科学家的观点，收集从官方渠道的视频资料给长辈们，让其了解最新的疫情消息、疫情造成的损失和专家对疫情防护的建议。耐心给他们做解释，让他们看到政府正在组织有效的防控工作，医务人员也在努力战胜疫情，提高信心。

2. 做他们自身的防护工作，安身就能安心。病毒侵袭人体有其特定的渠道，只要做好防护，合理饮食，注意休息，就能很好地防控疾病。虽然对晚辈的建议不一定采纳，但老年人对专家建议的依从性相对较高。在观看过程中应及时在群里强化信息的权威性。

3. 对于有焦虑、恐惧情绪的长辈，我们可以通过耐心地陪伴、安抚，帮助他们缓解情绪。让他们体会到在家人的陪伴下，在防控工作全面开展的形势下，自己是安全的。疫情是暂时的，有亲情的陪护，生活的感觉其实更好了。

4. 老年人可能会有一些急促性的疾病，健康状况不是很理想，他们会更加担心自己扛不住，怕被传染上，这时他们可能会出现失眠、心悸等不适症状。这些反应都是可以被理解的。面对这样的情况首先要做好基础疾病的治疗和护理，保证正常的服药，让他们饮食起居都比较正常，就可以保持良好状态。

5. 不能外出锻炼的老年人可以在家里活动，保持自己的运动量和身体活力。不能如期见到朋友的老年人，可以通过孩子们的帮助，继续通过微信或电话的方式和朋友聊聊天，保持密切联系，相互关怀，相互激励。除此之外，听相声、看书、练书法、朗诵、追剧、唱歌等都是不错的消遣方式，尽最大努力把自己的生活安排得规律而充实，平静而自在。

6. 帮助他们建立老年人相互关心的微信群。当一位老年人告诉另外一位老年人："别怕，咱们都活了大半辈子了，什么事没经历过，这次也扛得住。"这句话的安抚效果要远大于一个小辈安抚长辈的效果。

答主三（心理学家崔丽娟等）

专业概念 老年人情绪：人到了老年期后，个体性格会发生变化，老年群体也有其情绪情感的共性特征，作为家人，了解应对老年人性格变化的方法，掌握老年人不良情绪的疏导方式，十分重要。

推荐阅读：崔丽娟、丁沁南著，《老年心理学》，开明出版社，2012年版。

3 我们宿舍其他几个同学特别想当志愿者，在宿舍群里约一起加入某个行动，但是我最近状态不好，连自己都调整不好，别说帮助他人了，我就没有发话。然后她们就再也没有在群里说过这件事情，我怀疑她们3个另外建了一个小群。她们3个关系比较好，经常一起"diss"那些和她们三观不合的人，然后说那些人三观如何如何不正。我觉得这次她们一定也是这样想我的，觉得我冷漠，不关心疫情和灾民。我一想到她们会这样想我，就很难受，我真的只是最近情绪比较低落而已。看着沉寂了很多天的宿舍群，想到我一定是被孤立和"隔离"了，我的情绪更低落了，不知道该怎么办。

答主一（朋辈达人）

我最烦动不动就攻击他人三观的人。大家来自五湖四海，三观不合很正常，以后工作了，单位的同事都会是三观合的人吗？一点分歧就在宿舍拉小群，自己是舒适了，有没有考虑过被孤立的同学呢？当然，你舍友也未必把你孤立了，也可能是你多想了。这种情况下，改变别人是很难的，多多自我支持吧！

资料来源：朋辈热线志愿者

答主二（心理老师）

原因分析 1. 首先提问的同学的选择是正确的。"连自己都调节不好，别说帮他人了"，我们在助人之前首先要保证自己不要成为灾民，否则助人活动就会变成"添麻烦"。因此没有参加同宿舍人的提议没有错。

2. 由于自己不能参加，需要说明清楚，对同学的提议表示赞赏和支持也是可以的，但是提问同学什么都没有回应，结果被冷落了，"隔离"了，心情当然就很不好了。

3. 怀疑室友联合一起孤立"我"，很难过。觉得没有和他们去当志愿者，被误解为冷漠无情，这导致自己陷入极端不良的情绪体验，形成了"糟糕至极"的不合理信念，难以自拔。

解决建议 1. 理解和接受当下的心情。我们现在长时间被禁足，自我隔离容易让自己心情不好，这是大多数人都有的。如果自己长期心境低落，在疫情之前就有了，就需要注意，是不是自己该找专业人员聊一下，看看是不是有抑郁情绪和心理障碍等。心理咨询师或精神科医生都是对我们有帮助的专业人士，他们的建议往往很有用。

2. 改变自己的相关信念。我们的情绪问题或障碍，大多数是由人们的不合理信念所造成的，如果能够以合理的信念代替不合理的信念，就能最大限度地减少不合理的信念给情绪带来的不良影响。多与他人沟通交谈，是一个很不错的途径，别人的观点和思路与自己不同，常常给自己很多启发，改变了自己的想法，情绪体验和行为都会跟着改变，那样就比较容易改善。

3. 可以尝试主动和室友进行交流，表达自己的想法和说明自己现在的情况。不能和室友一起去做事的确挺遗憾的。如果解释清楚情况，对他们的行为表示赞赏和支持也是好的，即使不能去一起做事，做一些后勤支持工作，也算参与了。这样就不会有失落感，更不会有被同学疏离的感觉。

4. 积极地去做自己感兴趣的事情。平时在生活中，养成积极参与的习惯也是很重要的。比如力所能及地做一些帮助他人的事，适当地运动，听听音乐，对保持自己的良好状态，会很有帮助。

5. 经常找朋友交流。自己心情不好孤单郁闷时，寻求周围的支持资源也是人们常有的生存之道。

答主三（心理学家岸见一郎等）

专业概念　勇气："阿德勒的心理学，把自我从过去、人际关系和未来中解放出来。可是成功越狱之后呢？以前我们裹足不前，可以怪父母怨社会，而阿德勒却完全把人生责任和选择的权力交给了我们自己。当我们从这些束缚中解脱出来后，却会发现，我们其实一直都很自由，真正让我们裹足不前的，原来正是我们自己。正如本书的名字《被讨厌的勇气》，承担这种自由和责任，需要无畏的勇气。这种勇气，是阿德勒心理学的关键词，也是我们人生问题的最终解药。"

资料来源及推荐阅读：［日］岸见一郎、古贺史健著，渠海霞译，《被讨厌的勇气》，机械工业出版社，2015年版。

1.6 生活起居超话

> **1** 我临时回祖父母家，现在回不去自己家了，和家人挤在一起，没有一个独立的空间可以让我学习和做自己的事情，很烦躁，怎么办?"

答主一（朋辈达人）

别说这次，我每次过年回家都是这样的，一大家人挤在一起……大家唠唠嗑、打打牌也蛮好的，但有时候实在受不了了，我就刷手机。现在必须上网课，我就跟他们说我必须上网课学习，他们也会给我腾出点地方。

资料来源：学生群

答主二（心理老师）

亲爱的同学，在当前情况下，每个人都处在一定的焦虑中，而这些情绪很容易导致关系紧张，产生矛盾，带来更多的心理压力。这样消极的情绪下，我们会把关系推进一个恶性循环中。

同学，也许你在家中，是获得信息手段最多样也最有效的一个。作为家庭的一员，需要更好地承担起责任，保护自己以及家人的健康。家庭成员之间可以进行更多的情感交流和沟通，尝试了解彼此的当前感受和未来计划。过去，由于忙碌，家人无法一起做一些活动，例如看书、看电影。现在可以和家人一起去做，可以充分利用这个机会来改善家人、亲属之间的关系。

如果确实很烦，可以选择保持心理距离。如果你的伴侣或父母是"焦虑型"的人，那么你就必须做这样的练习：练习有边界。面对对方的焦虑轰炸，需要有一种边界感，而不必回答每个问题。有时，你的无回应也会使对方感到安全。当然，这个练习面临着各种困难，需要你努力去克服。

待在家中，为个人和家庭的成长提供了一个机会。在这段时间内，我们可以对生命、生活、人生进行新的思考，努力实现自我超越，增强应对困境、危险和不幸的力量。

答主三（心理学家杨宜音等）

专业概念　自我边界：心理边界是社会心理学概念，即实现心理控制功能的最终界限。可以说，心理边界是座"心理围墙"，为我们确立了一个心理范围，我们可以在这个范围内探索内部和外部世界。

一个人的心理边界的确立，对其心理健康程度和社会行为起着不可忽视的作用。20世纪80年代以来，关于"自我"边界划分方面较有代表性的四种社会心理学理论分别是格林沃尔德等人关于"公我""私我"和"群体我"的理论，辛普森，关于"自足性自我"和"包容性自我"的理论，马库斯等关于"独立性自我"和"互赖性自我"的理论以及杨中芳关于"个己"与"自己"的概念。

推荐阅读：杨宜音，《自我与他人——四种关于自我边界的社会心理学研究述要》，载于《心理学动态》1999年第3期。

② 看到朋友圈很多同学都有条不紊地学习、休息，我的生活一片混乱，想要调整但是觉得好难，怎么办？

答主一（朋辈达人）

我也是很"咸鱼"了，这段时间没有人督促，基本没做什么事情，也没有好好学习。但既然已经这样了，浪费时间悔恨也是无益的，不如接受自己之前的状态，当成一种放纵和休闲了，重在当下，从此刻开始，过好每一天，犹未为晚。

资料来源：学生群

答主二（心理老师）

亲爱的同学，我们需要重新审视我们的生活计划。先做一个很容易完成的计划，获得成就感。而不是急忙定一个无法实现的大目标，在自己做不到时，看着别人的行动，充满了无力感。我们在家的这段时间，既可以作为休整，也可以为生活下一个阶段定一些新目标。在对自己生活各个方面进行加减和优先排序时，相当于将潜在的巨大项目逐项分解成小的任务，从而使整个行动计划更易于管理和实行。这个过程是很费时的，不要急于求成。

我们做计划一般有如下几个步骤：

1. 明确自己想要的。

2. 仔细考虑后果。看看在计划里，有什么内容会包含风险，给自己或他人带来不可逆的影响。

3. 评估可能会遇到的困难。我们有一种心理叫作"达克效应"，即高估了自己的能力，切记把计划的门槛放低一些。

4. 制订计划。

5. 花点时间修改计划。在实行计划的过程中也要实时修改计划。

例如，在网上有各种课程可以学习，也可以找资料做研究。我们可以定一个计划，例如"photoshop入门"，只要仅仅入门，我们就可以获得不小的成就感。然后我们超额完成了的话，就考虑是不是把计划定为"学会photoshop抠图"或者转向下一个目标。网络上现在有大量的课程，干货很多，你可以仔细选择你要进修的方向。

当然，计划多种多样。我们可以选择做平时没有时间做的有兴趣、有意义的事情，也可利用网络搭建社会交往平台，如网上聊天、看电影、打牌、做志愿者等。

答主三（心理学家班杜拉）

专业概念　自我效能感：我们做计划，要考虑自己是否拥有足够的自我效能感，以及有意提升自我效能。1977年，班杜拉提出了"自我效能"的概念。经过20年的理论探索和实证研究，他于1997年出版了《自我效能——控制的实施》一书，对自我效能问题进行了全面系统的论述。班杜拉发现，影响人类行为的因素有两个：一是个体的行为结果，二是个体受自我认知的影响而形成的对自我行为能力与行为结果的期望。其中，个体对自我行为能力的期望对行为结果起决定性作用，我们将之称为"自我效能感"。众所周知：行为决定结果。因此，个体自我效能感的高低，决定了个体的行为方式和行为目标，亦决定了其行为结果。

推荐阅读：［美］班杜拉著，缪小春译，《自我效能：控制的实施》（上下册），华东师范大学出版社，2003年版。

---

3 我的作息时间与父母的不一致，喜欢的娱乐节目、菜品饮食也不一样，我该怎么办？

答主一（朋辈达人）

互相适应，实在适应不了，自己刷自己的手机，自己做自己想吃的，如果父母不高兴了，就帮他们做点家务。

资料来源：学生群

答主二（心理老师）

亲爱的同学，在学校里，我们也会在宿舍面临同学之间各种的不一致。在家中，自然也有各种的不一致。人类的起居生活，是不可能完全一致的。同时我们仍有自己的生活空间，自己要选择去做的事。作息时间的不同，需要你们共同让步、共同调整，这个时候，你需要多沟通，并坚持自己合理的立场。

如果你想念和你志趣相投的朋友，那么就通过微信、电话、网络联系。如果不能放松，就深呼吸，随着音乐锻炼身体，做一些通常会让你感到快乐的事情，考虑可以采取一些措施来保持身体健康，并利用在家的空闲时间做自己的事。比如：看几部小说，看几部好剧等。

答主三（心理学家查尔斯·都希格）

专业概念 习惯：我们做的事情往往都是习惯成自然。当我们形成习惯后，我们的大脑就进入省力模式了，我们的身体会自动按照习惯行动。而当我们了解这个秘密后，可以通过奖励、暗示自己，替代我们的习惯，让健康的习惯代替原先的不良习惯。

推荐阅读：［美］查尔斯·都希格著，吴弈俊等译，《习惯的力量》，中信出版社，2013年版。

> **4** 跟家人一起总是被劝多吃点，胖了好多斤，又没有锻炼身体，觉得自己越来越"肥宅"了，我该怎么办？

答主一（朋辈达人）

网络上有很多简单易行的锻炼手段，有的借助一瓶水就能完成；一些APP，例如KEEP包含大量的教程；一些体感游戏，诸如"健身环大冒险""有氧拳击"都有指导运动的功能，简直就是"肥宅"的福音。女生比较喜欢的"郑多燕"系列，也可以在家跳一跳。

资料来源：学生群

答主二（心理老师）

亲爱的同学，运动的好处在于帮你减少精神上的紧张，增加心血管机能，增加自我效能，提高自信心，降低沮丧等。哪怕你被隔离，也可以在隔离的地方做做运动，可以很好地调整心态。现在网络上有大量的信息资源，可以有助于你进行锻炼。

例如"七分钟锻炼法"，在七分钟内完成一系列运动，是适合"懒人"的锻炼法。包含内容有：

1. Jumping jacks —— 开合跳

2. Wall sit —— 背靠墙直角坐

3. Push-up —— 俯卧撑

4. Abdominal crunch —— 仰卧起坐

5. Step-up onto chair —— 单腿上椅站立

6. Squat —— 蹲起

7. Triceps dip on chair —— 背椅仰卧撑

8. Plank —— 俯式撑体

9. High knees running in place —— 原地抬腿跑

10. Lunge —— 弓箭步

11. Push-up and rotation —— 俯卧侧转

12. Side plank —— 侧卧撑

从最简单易行的方法做起，开始培养自己形成锻炼的习惯吧。

答主三（心理学家张力为）

专业概念　运动心理学：目前，有大量研究支持身体活动对心理健康的促进功效，包括治疗和缓解抑郁、焦虑的效果。当你感到沮丧、郁闷的时候，让自己动起来，可以释放你积压许久的负面情绪。

推荐阅读：张力为，《值得运动心理学家持续探索的8大问题》，选自《第十一届全国体育科学大会论文摘要汇编》，2019年版。

---

⑤ 我生活感到孤单、憋得慌，怎么办?

答主一（朋辈达人）

哈哈，看来这位同学平时的生活很充实不孤单呢，这样的话其实你在社交软件上应该有不少好友呀，你要是会做个菜什么的，现在是在朋友圈展示的好机会，大家都在家刷手机，会有很多点赞，"云"聚集可以试试看。

来源：学生群

答主二（心理老师）

同学，有人说过，除了交往，"独处也是一种能力"。现在网络十分发达，你可以通过网络等手段与各种人交流。如果你质疑这些通信工具的交流质量，你可以给自己创造一些仪式感，让自己在一个人时，仍然有舞台可以展示自己。

例如：你可以列出清单与家人、朋友依次通话，或者问候你长久不联系的朋友。你可以在网上以歌唱交流，或尝试做吃播，或者录播、直播你的一些日常，展示你的才艺，寻找适合你自己的仪式，把你的生活展示出来，仍然有很多人能够看到你，同时你也不需要依赖其他人而存在。

答主三（心理学家劳拉·德底维尔）

专业概念　自我支持：英国心理学家温尼科特讲到独处的能力，意指真实的孤独，这个人不仅保持适当的人际距离，而且还能够在需要的时间提供对"自我的支持"。独处的能力不是自动获取的，而是意味着个体已经预先制造了一个内在的世界，重新发现一个非整合的精神状态（也就是说，一个他可以放任自己存在的状态、一个与过渡性空间有关的放松的状态）。治疗的框架应该是这样一个地方，病人在此可以体验、重新发现这种独处的能力，换言之，这是一片沃土，对建立关系的能力来说，是不可或缺的。

推荐阅读：［法］劳拉·德底维尔著，刘玲译，《温尼科特新解》，商务印书馆，2017年版。

第二章

成长篇

　　在疫情中，我们感受到大学生们在情绪管理、家庭关系、学习生活的方方面面都遭遇着各种各样的困扰、挑战。这些困扰和挑战，既来源于疫情的"扳机一扣"，又受着大学生朋友们自身成长经历、人格特质、应对方式的巨大影响。这些困扰，既是危机，也是机遇；既是障碍，也是动力。当代大学生在抗疫期间整合信息资源、感悟人间万象，在感受的交织中、在现象的呈现中，大学生们自身的情感、态度、需要、动机、兴趣、价值观、人生观、世界观也在悄悄地震荡、整合，最终成长为一个和谐同一的现实自我。

2.1 压力管理超话

1 本来我年前就要去看爷爷奶奶的，因为妈妈身体不好，推迟了几天，结果现在人员流动被限制，我们回不去爷爷奶奶家了。我很担心。既担心爷爷奶奶不会使用网络工具，两个老人在家，没有蔬菜和水果，也担心他们出门被感染。但是我也不能把这些担心和妈妈说，那样会让妈妈很内疚。上学期末有两门课没有考好，要重修，加上爸爸的工作受到疫情影响减少了收入，我真的有种雪上加霜的感觉，也觉得自己很没用，很失败，天天睡不着，学习效率也很低。

答主一（朋辈达人）

我的爷爷奶奶也住在老家，他们也不会使用新科技，对于我来说也是一个很大的牵挂。但是目前政府对疫情很重视，我发现每个村镇都在用广播宣传，所以我相信爷爷奶奶的安全在一定程度上是有保障的。我常常给他们打电话，教他们如何做好防护，他们得到我的关心和问候宽慰了很多。平常我在家会组织一些家庭娱乐活动，已经好久没有和家人长时间相处了，能趁这个机会好好感受一下亲情的温暖，算是疫情中最幸运的事了。这不仅能缓解这段时间以来大家的压力，消除不好的情绪，同时还会增进感情。有时候我也会帮爸爸妈妈做一些家务，为他们分忧，行动起来减少了我很多的担心和顾虑，相信你也可以的，加油！

资料来源：学生群

答主二（心理老师）

各方面的压力使你对自己有许多负面的评价，从而导致睡眠不佳，学习效率也受到影响。首先，疫情发生后，你关心爷爷奶奶，照顾妈妈的情绪，体谅爸爸，关注学习状态，能感受得出你很爱你的家人，并且对自己有一定的要求。疫情的发生让每一个人多多少少都受到了影响，这是很无奈的事情，但只有接纳目前的事实才有可能让我们更好地面对困难。特殊时期，我们最应该做的事情就是积极做好家人和自我的防护，保证正常的睡眠，维持较稳定的情绪，只有先做到这一点，我们才能再进一步谈学习和工作的问题。因此，专注当下是最重要的事。首先要觉察情绪，然后区分事实和想法。有时，导致我们担心的往往不是真实的事件本身，而是我们脑海中想象出的比事实更严重的结果。因此，当我们产生不好的感觉时，先停下来，想想此时自己产生了什么情绪，是什么导致自己产生了这样的情绪，是事实还是想法？如果是想法，我们要进一步评估想法的准确性，是否与事实有差距，进而更客观地看待应激，付诸更有效的行动。你可以制订一个活动计划表，督促自己保持健康的生活习惯，保证好自己的睡眠。如果你觉得靠自己的努力做不到这一点，可以致电学校的心理援助热线，寻求心理老师的帮助。

答主三（心理学家塞里）

专业概念　应激：是指有机体对内、外界刺激因素做出的适应性反应过程，包括生理反应和心理反应。生理反应表现为交感神经兴奋、垂体和肾上腺皮质激素分泌增多等，心理反应包括情绪反应和自我防御反应、应对反应等。应激反应是每一个人都会有的反应，适当的应激反应会帮助我们更好地应对挑战。但是如果应激反应过度，会影响我们的生活，则需要进行一定的调整。

资料来源及推荐阅读：伍志臻著，《心理应激和应对》，载于《诊断学理论与实践》2005年第2期。

> **2** 我本来有抑郁症状，一直在服药。现在药吃完了，本来应该复诊的，但是疫情严重，前阵子还看到武汉心理医院集体感染的报道，也不知是真是假，家人更不敢让我去开药了，怕感染。我爸爸本来就不支持我服药，现在更是强烈反对我去医院了。但是待在家里，面对着他们对我的期望，我压力更大了。爸爸一直认为他们对我很好，我就不该有心理问题，所以我在家虽然情绪低落，仍要强颜欢笑，不然爸爸就会很易怒，觉得我不该这样惩罚他们。我连心理热线都不敢打，因为怕他们会听见，只能和心理老师打字聊天。再这样下去我真的撑不住了！

答主一（朋辈达人）

父母那一辈不理解抑郁症状是比较常见的现象，我妈妈也经常说我一个小孩子，有吃有喝，有什么好抑郁的。你在家要伪装情绪，确实很不容易，我想推荐你听华晨宇的一首歌——《好想爱这个世界啊》。视频网站上还有关于这首歌的翻唱，很多有抑郁情绪的人在下面留言，大家分享感受，相互鼓励，希望你能从歌声中找到一些勇气，从大家的文字中得到力量。你也可以通过写日记的方式释放压力，将自己的情绪、内心压抑的想法通过文字的方式表达出来；还可以通过运动的方式排解压力，运动会分泌内啡肽，帮助你的身体合成血清素和多巴胺，给你带来积极的情绪体验。如果担心去医院复诊会被感染，可以线上咨询医生，询问获得药物的途径。

推荐歌曲：《好想爱这个世界啊》

答主二（心理老师）

受疫情影响你没办法及时得到所需的药物，爸爸对你的期待又让你感到压力很大，你的内心承受着许多的压抑和委屈，在这种情况下仍然照顾爸爸的情绪，也积极和心理老师沟通，真的非常勇敢！特殊时期需要你做更多的自我照顾，寻找一些可以利用的资源，能否获得妈妈的理解，或者寻找好朋友进行倾诉呢？尝试调整一下自己的负面情绪，问问自己最坏会有什么结果，自己是否有办法应对；可以学习一些放松减压的方法，帮助自己缓解压力。推荐你观看中科院钱炜老师的放松减压学习视频，或许对你有所帮助（观看视频请扫描二维码）。

答主三（心理学家罗伯特·埃蒙斯）

专业概念 感恩：积极心理学中强调的一个重要特质是感恩。"感恩让我们更多地参与到生活中去，提醒我们美好的事情不是理所当然的，当我们关注到生活中的一些'小确幸'时，会增添许多快乐。"大量研究显示，懂得感恩的人有更高的主观幸福感，感恩能够增强个体应对环境的能力，能增进关系。我们的成长离不开家人的爱、朋友的关心和社会的帮助，对他们心怀感恩有利于我们的身心健康，还能增强精神活力。建议你可以从以下几个方面进行感恩练习：

1. 积极肯定你爱的人，发现他们身上的好品质，并表达你的赞扬；
2. 写感恩日记，记录他们为你做的事情，挖掘生活中的温馨画面；
3. 发现身边的积极力量，可以关注时下国家防疫抗疫的政策措施，为一线工作人员加油、打气。

资料来源及推荐阅读：[美]罗伯特·埃蒙斯著，伍铁译，《感恩——成功花朵的快乐种子》，中国友谊出版公司，2008年版。

2.2 自我管理超话

1 原来的学习生活计划都被打乱了，如何在不断变化的疫情中制订有效的生活学习目标？

答主一（朋辈达人）

首先，原来的计划不见得就能完全地执行；而且不管疫情怎么发展，对你的影响并不大，因为你自始至终只能待在家里，不能踏出去一步。疫情最多是影响了你计划的执行力，因为你内心充满焦虑，根本不想做除了关注疫情之外的任何事情。这一次疫情算是我们人生中第一次直面大型公共卫生事件，你很难从这个疫情中脱身于外。

想制订有效的生活学习目标，关键在于你要先平复好自己的心态，当你接受疫情的事实（包括它的发生、发展以及结局预测）时，你就可以把它当成一个客观存在的事件。积极响应国家号召，不聚集、少出门，安心做一个宅男或者宅女，然后再将原先制订好的学习、运动、娱乐等计划稍作修改，调整成在家里可以实现的目标。

但如果你非要说自己不在学校自习室或者图书馆里就无法静心学习的话，那就没办法了，你只能将自己的卧室或者书房营造成那种适合于自己学习氛围的地方。

其实我觉得疫情期间也不用太勉强自己啦，那种需要高效集中注意力的一些学习任务，就放到正式开学之后吧。现在的主要任务就是基础不能落下，不要等到开学的时候突然觉得自己好像后退了太多，跟不上节奏就不好啦。

资料来源：心理保健委员群

答主二（心理老师）

你提到"原先的学习计划"让我看到了一个好学上进、做事有规划的你。疫情的爆发，让大家的生活都受到了影响，对每个人的生活都产生了不同程度的冲击。你在思考如何在不断变化的疫情中制订有效的生活学习目标，我感受到你在突发情境下想要重新寻找生活的平衡感和掌控感，让自己更有序或许能让你更安心。

其实没有人比你更清楚你要做些什么，现在的你或许受疫情信息的影响暂时有些不知所措，但我相信你已经积累了很多给自己制订计划的经验。现在我建议你静下心来，想想在现有的条件下你想做些什么，身边能利用的资源有哪些，可以借助哪些工具，然后不断优化调整这个计划清单并且坚决执行。记得执行一阶段后给予自己适量的奖励哦。

当你重新调整了计划并迈出第一小步的时候，我相信你就又寻回那种熟悉的踏实感和满足感了。

答主三（心理学家约翰·阿特金森）

专业概念　成就动机理论：动机水平依赖于三大因素：一是成功诱因值，即对实现目标的价值判断；二是在某任务中成功的可能性大小；三是成就需要，即主体追求成功的动机强度。这三个因素发生综合影响，其结果使个人接近与成就有关的目标倾向。

阿特金森重视冲突的作用，尤其重视成就动机与害怕失败之间的冲突。他指出，每个人身上都有两种相互冲突的动机趋向，一种是追求成功的动机，一种是避免失败的动机。

推荐阅读：［美］海蒂·格兰特·霍尔沃森著，汤珑译，《成功，动机与目标》，译林出版社，2013年版。

2 长假无聊，很多同学在朋友圈晒自己的画作、书法，录唱歌或者演奏乐器的小视频，我从小家庭条件不好，没有什么才艺，是一直努力专心学习的那种。寒假里没有什么学习任务了，看着大家"云"比拼才艺，我心里有点不是滋味，既不甘心虚度时光，也不知道自己要干些什么，很茫然，我该怎么办？

答主一（朋辈达人）

这个没有什么才艺简直就是在说我自己。我觉得如果你看到了"云"比拼才艺心里不是滋味，有这种想法的话，说明你还是一个对自己有要求的人。我觉得与其在那里懊恼自己没有学过什么才艺，不如去想一想自己对哪些事情真的感兴趣，在有限的条件内去学习这项才艺。也并不是所有的才艺都需要昂贵的学习费用，比如塑料八孔竖笛只要十块钱，也可以吹出很多优美的曲子；比如素描，你只需要一支铅笔、一本素描本，加起来可能也不用十块钱。才艺展示的背后需要的是你的付出与耐心，如果你只是一味想着以后可以在别人面前展示自己，那多半是坚持不下去的。所以与其在那里羡慕，不如好好想一想，自己对什么感兴趣吧！

资料来源：学生群

答主二（心理老师）

老师很欣赏你将自己心里的难受说出来的勇气。我想和你有类似感受的同学还有很多，你的提问或许也是他们的心声，但是你很勇敢，你愿意说出来并寻求帮助，这是你很有力量的表现。

你说自己从小家庭条件不好，没有什么才艺，这点让你很难受。但是你一直努力专心学习，让我看到了你身上那股渴望通过努力改变现状的劲儿，而且你一直在努力。

漫长假期，有的人生活看上去很有规律、精彩丰富，有的人就无所事事、很沮丧，这很真实。你看到朋友圈同学们多彩生活的展示，心里不是滋味，其实这个感受在大学生群体中也很普遍。有很大一部分人低估自己的能力，觉得自己各方面不如人，表现为对自己的能力、品质评价过低，同时可能伴有一些特殊的情绪体现，诸如害羞、不安、内疚、忧郁、失望等。有些同学或许就此自暴自弃，一蹶不振。

但是你并没有就此自怨自艾，更多的是不甘心虚度时光，看得出来你对自己有很高的要求，你渴望在假期里能提升自己的综合素质，这个追求进步的动力非常好。不过当我们只想着与别人比较时，也许就会感到自卑；而当我们想着与自己比较，或许能帮你找回自信。所以老师建议你不如试着把注意力放在自己身上，多与自己比较。

接下来，我想邀请你和我一起，来看看就假期中丰富自己的生活可以做点什么。现在请你花一点时间盘点一下：当下自己的学习状况、目前所具备的技能、假期中能利用到的资源，问问自己想在哪些方面有所提升，然后再根据SMART原则制订自己的具体目标，行动起来。我丝毫不怀疑你的执行力，你只是暂时有点迷失了方向。厘清自己，相信你很快又能找回那个专注努力的自己。

所以你看，自卑常常并不是一件坏事，它能让人认识到自己的不足，激发人的潜能，促使人努力奋进。这样得来的优越感，才是最真实的。

答主三（心理学家阿弗雷德·阿德勒）

专业概念　自卑：自卑是一种不能自助和软弱的复杂情感。有自卑感的人轻视自己，认为无法赶上别人。阿弗雷德·阿德勒对自卑感有特殊的解释，称其为自卑情结。他对于这个词主要有两种相联系的用法：首先，自卑情结指以一个人认为自己或自己的环境不如别人的自卑观念为核心的潜意识欲望、情感所组成的一种复杂心理。其次，自卑情结指一个人由于不能或不愿进行奋斗而形成的文饰作用。自卑情结是由婴幼儿时期的无能状态和对别人的依赖而引起的，对人有普遍的意义，是能驱使人迈向卓越的力量，但又是反复失败的结果。自卑情感，可以通过调整认识和增强自信心并给予支持而消除。

推荐阅读：［奥］阿弗雷德·阿德勒著，郭本禹译，《自卑与超越》，中国人民大学出版社，2013年版。

3 我每天都在做各种事情，但是总觉得还是什么目标都没有完成，总是会受到家人、网络信息、手机电话的干扰，很难进行时间管理，有什么好办法吗？

答主一（朋辈达人）

在家里的时间是灵活自由的，不像在学校里，在你上课的时候不能进行其他的活动。自由有好处，也有坏处。

我觉得父母还是最好沟通的，如果你开始了一项需要长时段完成的任务，可以和父母提前沟通好，在接下来的一段时间内不要来打扰自己。对于老师和学校发的通知，虽然看起来很紧迫，但是我觉得两到三个小时之内没有回复也不会造成什么很严重的后果。

所以，时间管理的问题不是出在外界有太多的干扰，而是你过分在意这些外界的潜在干扰。你可以给自己设定每天在哪些时间段内专门用来处理消息，哪些时间段内专门用来学习，这个也是很灵活的，不是说你非得每天固定早上八点到九点处理消息，只是说，一天中你可以有一到两个小时专门用来处理学校与同学之间的各种消息，它可以根据你每天的具体计划来分配到一些小区段内。

每天给自己设置的学习计划、运动任务等，也不用像学校里的课程表一样安排得那么密实，这就是我说的在家里也有其自由的好处。如果你是一个喜欢用大段时间来做事情的人，你就可以按照时间线来写自己的计划。但比如我是一个喜欢用零碎的时间来做事情的人，所以我更多地会用任务的数量或者时间的总时数来安排一天的生活。

所以时间管理最重要的还是你要清楚这一天一共要做成哪些事情。如果你还不能处理好外界信息的干扰，那就预留多一点时间来处理这些干扰，等到你知道你每天大概应对各种干扰需要怎样的一个耗时，再把剩下的时间用来完成自己的计划。

当然，有的时候会出现你意想不到的事情，占用了你大量的时间，这种时候就要放松心态，选择性地将今天的一些任务放到明天再去做。如果强行去苛求自己每一天计划的完成度的话，会影响后面的计划执行信心的。所以不要去纠结自己还有哪些任务没有完成，每天数一数自己又完成了哪些任务，告诉自己你并没有虚度光阴。

资料来源：学生心理卫生协会理事群

答主二（心理老师）

你每天都能做各种事情，真的很有行动力，你看到了吗？这是你很积极的资源，你在行动。有一部分同学会为自己什么都没做而焦虑，而你的焦虑来自看上去做了很多，但依然觉得还是什么目标都没有完成。我猜这种焦虑的来源有几种可能：1. 不能够高效率完成事情；2. 选择的焦虑；3. 无法完成明确任务的焦虑。说真的，有焦虑是想上进的表现，这是一件好事。

你可以问问自己，假期中你的方向和目标是什么？如果没有明确的方向和目标，而你又希望做很多事，那面对这么多内容许多人都会陷入深深的焦虑。没有方向的后果不仅仅是加深你的焦虑，而且更麻烦的是因为你关注的事情太多了，最后能分配的精力和时间都很有限，那可能会导致恶性循环。

找到方向就类似于确定"弱水三千只取一瓢"的一瓢。从此之后，跟你这一瓢无关的你就会选择自动屏蔽。只有这样，你才能抽出时间，将你的精力聚焦一处。

其次，回顾一下自己做事的方法是否科学，时间的安排是否妥当。进一步了解自己在什么时间段状态比较好、效率比较高，什么时间段更适合放松甚至是"虚度"。虚度也是有价值、有好处的哦。当你充分了解自己的身心状态模式，那你就能聪明地安排时间了。

当然时间管理的方法有很多，但是方法只是工具，不是目的。任何不谈行动力的时间管理都无法真正落地。

答主三（心理学家史蒂芬·科维）

专业概念 时间管理：美国管理学家史蒂芬·科维提出一个时间管理的理论：时间"四象限"法。这个理论把任务按照重要和紧急的不同程度进行了划分，基本上可以分为四个"象限"：紧急且重要、重要不紧急、紧急不重要、不重要不紧急。

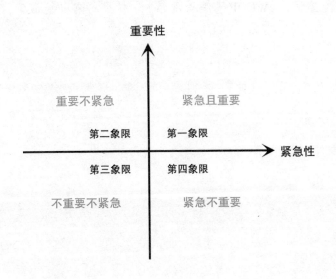

科维博士认为，紧急且重要的事情要优先做，重要不紧急的事情要计划做，不重要但紧急的事情要尽量授权他人做，不重要也不紧急的事情减少做。

认知心理学家格尔维茨发现，人类的大脑具有极强的脑补功能。当我们在用"目标意图"思考问题，想着"我要做……"的时候，大脑会有一种错觉："这事儿我已经完成了"，继而阻碍后续的行动，导致拖延。

这也是为什么，很多人做完工作计划之后会有一种"爽"的感觉，这其实就是大脑让你产生了事情已经完成的错觉。而要改变这样的情况其实很简单，只要把"目标意图"换成"执行意图"就够了！相信经过行动力的训练，在特定场景，执行特定行动，会成为你的一种心理本能。

推荐阅读：（1）［美］菲利浦·津巴多等著，段鑫星等译，《津巴多时间心理学》，万卷出版公司，2010 年版。 （2）［美］加布里埃尔·厄廷根等著，吴国锦译，《WOOP 思维心理学》，中国友谊出版公司，2015 年版。

2.3　情绪情感超话

> **1** 我舅舅确诊了，妈妈情绪很紧张，担心舅舅真的走掉。这个病也不能探视，得不到任何消息，家里面的气氛像阴云密布，我该如何支持和安抚妈妈？

答主一（朋辈达人）

我妈妈的一个好朋友也是最近确诊的，她俩关系很要好，现在我和你的处境有些相似。那个阿姨住院五天了，不知情况如何，我妈天天着急担心，说着说着就哭了。经过一番思考，我决定自己来"带节奏"。我妈平时爱鼓捣美食，我就去找了很多不同于家常的菜式，对她说："妈，这个菜看着老好吃了，你试试呗，我给你打下手，任你差遣。"这招目前还挺管用，我妈不再用剩菜剩饭瞎对付了，一部分精力用在了做饭上。网上还有很多宅家指南，有一个建议是趁机学个小技能。我妈之前要学视频剪辑，做电子相册，我没搭理她，现在我主动请缨，手把手教，还给她布置作业。她有事情做，对那个阿姨的担心就少了一些。当然我知道她有时还是会担心，但现在生活有了积极充实的主旋律，就够了。

资料来源：学生群

答主二（心理老师）

"我该如何支持和安抚妈妈"，看到这句话，就知道你特别爱妈妈、心疼妈妈，是个好女儿。舅舅确诊了，你一定也很担心他，而不能探视又不能及时知晓治疗情况，确实让人更加焦急又无助，这个时候妈妈的紧张和痛苦是可想而知的。作为她的孩子，你能在这个时候给予她支持和安抚，对妈妈来说是非常暖心的。建议你可以从以下几个方面试试：

1. 改掉自己的一些坏习惯。平时妈妈对你的一些不满，比如赖床、不收拾房间或只知道打游戏等，试着去改正，让妈妈看到你的变化，这对她来说也是一种安抚。自己充满阳光，方能温暖他人。

2. 真实的陪伴。和妈妈一起做一些事，比如做饭时帮她洗洗菜，或者为妈妈做一餐饭，带着妈妈做做简单的室内运动，或者在她黯然神伤的时候给她一个拥抱或为她倒一杯水……诸如这些。很多时候痛苦无法用语言表达，而支持与安抚也不必是语言。

3. 有选择地分享疫情信息。现在的疫情数据很有力地说明，死亡率不高，而治愈率在不断攀升。所以，多分享一些好消息给妈妈有助于缓解她的忧虑。

答主三（心理学家埃德蒙·伯恩等）

专业概念　焦虑："焦虑影响人的生理、行为和心理，这个事实对于如何应对焦虑有着重要的启示。完美的应对方案必须同时涉及以下三个方面：应对者需要学习如何减少生理反应、消除回避行为、改变让人持续忧虑不安的自我对话。"

资料来源及推荐阅读：［美］埃德蒙·伯恩、洛娜·加拉诺著，张轶蓓译，《应对焦虑》，机械工业出版社，2017 年版。

> **2** 我一直是个很怕死的人。虽然我知道我不出门感染的可能性不大，但是每当看到周围有人去世，就很害怕，我很担心我也会死掉，没有办法报答我的父母，没有办法达成自己的愿望。我知道我的紧张害怕有点过度了，可是没有什么好的办法缓解，说到死，我就会出汗、心跳加快。疫情还有一段时间，我很担心我每天都会这样。

答主一（朋辈达人）

我曾经问过我妹："你怕死吗？"她说："怕，怕得要死。"她才 6 岁。这个世界上最令人恐惧的事情就是死亡吧。喊着自己不怕死的，多是骗得了别人，骗不过自己。但虽然是"怕死"，也不是说时时刻刻活在"死亡"的阴霾下，不是有句话嘛，活在当下！对，就是尊重活着这件事，好好活着。当前的疫情确实挺吓人的，各种各样的信息都有，谁都难免有点担心，怀疑自己也被感染了。但是从已经披露的信息来看，这病还真不是随随便便就能得的。既然你也知道自己不出门感染的可能性不大，就放宽心过好眼下的日子吧，珍惜这个"吃饱喝足、足不出户就是给国家做贡献"的机会。说到孝顺父母、报答父母，别拖到以后了，现在就是好时机，马上开始吧。给你一个不太成熟的小建议：和父母一起制订个宅家计划，包括学习、娱乐、运动，还要记得好好和他们说话，陪他们一起做饭吃饭，这就是当下最好的孝顺父母、报答父母的行动。2020年的春天来了，还有很多很多个春天等着你呢，开心点儿。

资料来源：学生群

答主二（心理老师）

能够承认自己怕死，就能看出你是一个很诚实的人，也说明你很珍惜生命。新冠肺炎有死亡病例，这个信息是确定的。别人的死亡和病毒感染的可能性，唤起了你对死亡的恐惧。在当前的疫情之下，适当的死亡恐惧是一种建设性情绪，它会提醒你对可能会到来的危机做好预防，你的身体也会更有警觉性，于是不由自主地采取了一些行动，比如紧张、出汗、心跳加快。但正如你意识到的，待在家里被感染的概率很小，甚至几乎不存在，也就是说你现在的生活环境是安全的，所以你也聪明地意识到自己的紧张害怕"有点过度了"。而你担心自己没办法报答父母，也说明你是个孝顺懂事、体贴父母的孩子。多看到自己的闪光点，别只盯着自己的"怕"。老师给你几条小建议：

1. 学会深呼吸，接纳自己的"怕死"。每个人都有自己的软肋，别对着软肋一直戳，看见它，接纳它，保护好它。"怕死"再出现时，心跳再加速时，可以做做深呼吸，告诉自己"怕死"也没什么，这个世界的人，人人都怕。

2. 给自己确定个小目标，去实现它。仔细想想，是不是有不少之前想学的东西，一直被各种理由拖延着，没顾上。现在就是最好的学习机会。别辜负了这个时代的丰富资源，我们一起学学杨奇函，每天问问自己:"我比昨天更博学了吗?"你要相信,当你更有力量、成为更优秀的自己的时候,你就有了自己的铠甲。

3. 保持社交。特殊时期,家人之间的相互依赖更为重要,不妨和父母说说你的怕。和朋友们虽不能见面,也可以通过网络、电话等各种形式聊聊天、吐吐槽。总之,不要让自己的焦虑和恐惧情绪过度积压。

答主三(心理学家欧文·亚隆)

专业概念 死亡焦虑:"死亡焦虑通过隐藏和伪装,转化成各种症状,它正是我们所体验到的诸多困扰、压力和内心冲突的源头。"

资料来源及推荐阅读:[美]欧文·亚隆著,张亚译,《直视骄阳》,中国轻工业出版社,2019年版。

> **3** 爸爸的公司因为疫情受到了很大的影响,可能面临倒闭。看上去爸爸就是心事重重的样子,我很想安慰他,但是很久没有面对面沟通,不知道说些什么,有时候鼓起勇气想好好和他聊聊,但最终还是又说起了自己的事情,不知道怎么缓解他的压力。

答主一(朋辈达人)

我的高中同学家也有同样的经历:因为疫情影响不能复工,他们家的公司不但在这个月没有订单,还要支付200多万元的员工工资,全家陷入了经济恐慌。面对特殊时期的困难,他们全家人一起想办法、相互鼓励，家人的关系反而比以前更加紧密。现在公司也开始重启运作，全家人也慢慢把这段经历当成了一种宝贵的经验财富。

资料来源：学生群

答主二（心理老师）

虽然你不知道如何去安慰爸爸，不知如何帮他渡过难关，但你能关注到爸爸的压力和不良情绪，说明你是一个特别细心又懂事的孩子。相信爸爸也能感受到你对他的关心和温暖，这对他来说无疑是一种莫大的支持。以下是几点小建议：

1. 提供信息支持。疫情期间国家出台了一系列财政扶持政策，以帮助中小企业渡过难关。全家人群策群力，积极应对，彼此支持，一起搜集政策类信息，寻找开源节流的办法，少思虑、多行动，一起想办法战胜这次困难。

2. 丰富、规律的居家生活。疫情期间因为要居家隔离，本就容易让人心情烦躁，此时需要想办法丰富家人的日常娱乐生活，比如听轻音乐、跳健身操、练练太极、练练八段锦、玩桌游、唱歌，都是不错的选择。日常作息要规律，做到饮食清淡，加强锻炼，有效睡眠，少看手机，不熬夜。

3. 正向积极的交流氛围。在与家人的日常交流中多给予肯定支持，帮助他们看到自己的能力和价值，肯定他们的努力和付出，帮助他们提高自我价值感，并且要相信每个人都有潜在的力量可以战胜这次困难。避免争吵，多宽容多理解，与家人沟通时语气要温和。

4. 高质量的倾听与陪伴。用心的陪伴和倾听能显著降低负面情绪，此时如能和家人内容丰富地聊天，感同身受地共情，身心投入地倾听，建立高质量的家庭人际支持圈，就能尽早帮助家人摆脱不良情绪的困扰。

5. 关注家人的情绪变化。面对重大挫折，要允许并接纳家人负面情绪的宣泄，痛哭一场或向人倾诉都有助于情绪问题的复原，适度焦虑反而可以帮助发挥潜能。同时对家人的想法和行为要保持警觉，关键时候可以寻求心理热线等专业机构的帮助。

答主三（心理学家久世浩司）

专业概念　抗压力："有抗压力素质的人可以为我们提供工作方法的范本。理性地对待工作，灵活地应对困难，心智坚韧地突破困境，然后从残酷的教训中汲取经验、逐步成长，是抗压力强的人在工作中的共通表现。"

资料来源及推荐阅读：［日］久世浩司著，贾耀平译，《抗压力》，北京联合出版公司，2016年版。

4　我看到一些歧视疫区人民、粗暴执法的负面新闻，就会很愤怒。虽然我知道我不能像一个"网络喷子"一样到处骂人宣泄愤怒，但是我的愤怒真的遏制不住，连家人都说我最近很暴躁，我该怎么办呢？

答主一（朋辈达人）

给你分享一个之前看到过的 TED 演讲——《我们为什么会生

气》。演讲中提到，我们通常认为愤怒会给我们的日常生活带来消极的影响，但长期研究愤怒的心理学者却认为，它是一种强大且健康的力量，能让我们对不公正的状况保持警惕。所以当感到愤怒时，我们需要学会管理情绪，把愤怒转化成对我们更有益、更有生产力的情绪。

资料来源：学生群

答主二（心理老师）

突如其来的疫情让大家陷入困境，致使很多人处理问题的方法不到位，负面新闻难免接踵而来。你能意识到这些社会问题所在，并能做到不随意宣泄不良情绪，老师要给你点赞。在当前形势下，关于如何能够保持情绪稳定，给你提几点小建议：

1. 有选择地获取新闻信息。长时间接触负面信息，极易让自己被不良情绪所淹没。应提醒自己多关注社会上的积极新闻，相信一切都在往好的方向发展，用积极的观念来引导情绪，不做不良情绪的奴隶。

2. 有意识地觉察不合理观念。保持自我觉醒，转换想法，意识到自己的观念才是导致不良情绪的主要原因。试着学会换位思考，从对方的角度来考虑问题。努力做到有意识地调节，避免长时间处于消极情绪之中。

3. 写下自己的感受。因为隔离在家，每天有很多时间可用来思考反省，可以用少量的时间用各种形式来记录所闻所想，这也是宣泄情绪的一种重要手段。

答主三（心理学家阿尔伯特·艾利斯）

专业知识　理性情绪行为疗法：这一疗法"可以在很大程度上遏制让自我挫败的愤怒反应"。"它认为人们并非被不利的事情搞得心烦意乱，而是被他们对这些事件的看法和观念搞得心烦意乱的，人们带着这些想法，或者产生健康的负面情绪，如悲哀、遗憾、迷惑和烦闷，或者产生不健康的负面情绪，如抑郁、暴怒、焦虑和自憎。"

推荐阅读：〔美〕阿尔伯特·艾利斯、雷蒙德·奇普·塔夫瑞特著，林旭文译，《控制愤怒》，机械工业出版社，2014年版。

2.4 原生家庭超话

> **1** 我的爸爸妈妈什么事情都喜欢管我，连我和谁发微信都要问。我和女朋友的事情他们一直有些反对，所以在家我连女朋友电话都不敢接，但是我又特别想和她联系，真的好痛苦呀。我该怎么办？

答主一（朋辈达人）

我爸妈也是这样，好像他们除了操心我的事，就没其他重要的事情了。也许对年龄越来越大的他们来说，孩子的确十分重要，如果直接拒绝父母的关心，难免会让他们伤心。我通常都采取"迂回战术"，表面顺从，私下依然坚持自我，这样大家都开心。老兄，想想办法就行了。

资料来源：学生群

答主二（心理老师）

同学你好，从你的描述中可以看出你的父母喜欢管你，对你有很多限制，同时也看出你并不希望因为自己想做的事而产生家庭关系冲突，所以在你和父母的关系中，你处于相对被压制的一方，父母则拥有更多的控制权，这是一个不平等的关系。如果你希望获得更多的自主权，做自己喜欢的事情，同时也不惹父母生气，就需要对当前这种不平衡的关系进行调整。大学生在生理年龄上已经是成人了，但是一部分大学生的心理年龄还处于青少年期，还不能完全独立于父母生活，如果父母也没有准备好孩子成年后要离开家庭，那么冲突和痛苦就会比较明显。我想，你父母这么做一定有他们的想法，可能是出于对你的关心，或者是觉得你还是一个孩子，所以依然按照他们的价值观来评价、约束你的行为。如果你能从父母的想法入手，跟他们进行交流，也许父母就会了解你的想法，在此基础上，双方就有可能互相理解并对亲子关系进行调整。

答主三（心理学家费尔德曼）

专业知识 青少年期的社会性发展：青春期是一个人从依赖父母的儿童向独立自主的成年人转变的一个重要过渡阶段，这个阶段通常都会出现一些心理上和亲子关系的矛盾冲突。青少年的社会世界比儿童的要大得多。随着青少年与家庭外个体的关系变得越来越重要，他们与家庭成员的互动发生了变化，出现了新的特点，而且有时表现出互动困难。对这些冲突的一个解释是，孩子和父母在孩子进入青春期时面临着角色转变。青少年越来越多地追求自主性和独立性，大多数父母能够明智地认识到并努力适应这一变化。然而，要接受青少年自主性日益增长的现实，对父母来说可能是困难的，这些都是成长过程中的必经之路，如果双方都能以理解和接纳的心态来面对，同时多一些沟通交流，就可以比较平顺地度过这个困难阶段，完成子女离开原生家庭、成为一个独立的社会个体的发展过程。

推荐阅读：[美] 罗伯特S.费尔德曼著，苏彦捷等译，《发展心理学》第6章"青少年期"，机械工业出版社，2017年版。

> **2** 在我小的时候爸爸曾经虐打过我，为此我一直和他很疏离。我平时很少回家，过年过节走个形式吃个饭就返校了，现在因为疫情的影响，只能和他待在一个屋檐下。还要待这么久，我真的不知道该如何和他相处，甚至都不想看见他，我该怎么办？

答主一（朋辈达人）

我是一个女生。我的经历比你更惨，我出生时父亲看到生的是女孩，险些不要我了，为此我一直记恨他。我奶奶很疼我，她辛辛苦苦抚养我长大，所以我跟父母感情也不深。不过现在我长大了，每次回家父亲对待我的态度也有了一些变化，也会做我喜欢吃的菜。看着他日渐衰老的身躯，我好像也没有那么恨他了，毕竟父母都是自己的亲人，他们也不是完人，也会犯错误。你即使不原谅父亲以前对你做的事，也可以试着把他当作一个普通亲人对待，彼此善待，也许心里会好受点。

资料来源：学生群

答主二（心理老师）

对孩子来说，父母的虐打是打在身上、痛在心上，甚至成为一生挥之不去的阴影。这种深深的伤痛可能会一直深埋在心底，所以你用回避和疏离来避免重新触碰它。而现在因为疫情的影响，却不得不直面这一痛苦，这的确是一个十分艰难的处境。然而，这个痛苦的境况也许提供了一个重新面对和处理这个伤痛的机会，试着体验并接纳痛苦，或将带来对痛苦的重新认识和疗愈机会。建议你通过网络与学校的心理咨询师进行咨询，以帮助你在家里能够保持良好的情绪，并有机会处理过去生活中的心理创伤。

答主三（心理学家鲍尔比）

专业概念　依恋（attachment）：是通过接近更强壮和（或）更智慧的他人来寻求安全感。对依恋的需要，与进食和繁殖一样，是人类进化的需要设定的本能。依恋理论认为，婴幼儿与养育者之间的安全依恋关系有助于培养儿童的心理安全感和良好的社会适应能力，而遭受父母虐待会导致儿童长大后缺乏安全感，不信任他人，回避人际关系和人与人之间的情感连接，并因此损害心理健康。解决这个问题，需要建立比较长期的专业咨询关系，通过心理咨询与治疗的帮助重新建立安全感，恢复人际关系能力，并促进积极情绪的体验。

推荐阅读：［美］David J. Wallin 著，巴彤等译，《心理治疗中的依恋》，中国轻工业出版社，2015 年版。

3 在我初三学习最紧张的时候，我弟弟出生了，因为他太小了，一直吵闹影响了我复习，导致我中考失利。我一直没有接纳我弟弟，而且由于我考上大学离家远了，和他们没有什么互动。每年过年看春晚、吃饭的时候，我真的觉得，他们才是一家三口，我像是多余的人。我小时候是在奶奶家长大的，被父母接回去上小学才和他们亲近些，弟弟出生后，我仿佛又成了外人。看着他们三个人相亲相爱的样子，我的眼泪都要出来了，根本笑不出来。我还要这样在家待上很久，我该怎么办？

答主一（朋辈达人）

你是不是觉得弟弟夺走了原本只属于你的一切，所以一直怨恨弟弟呢？不过你有没有从父母的角度想过当初他们想生二胎时是怎样考虑的呢？我们的父辈大多都有兄弟姐妹，好像也没什么问题，而我们这一代大多是独生子女，使得我们很难适应家里有第二个孩子的情况，这是时代病，我们只能承受。我身边的同学也有你这种情况的，大多数人慢慢就接纳自己的弟弟妹妹了，所以建议你也可以试着与弟弟重新相处，或者找一些与父母单独相处的机会，我想他们肯定也是关心你的。你上大学了，跟父母相处的时间少，这个假期正好补偿一下。

资料来源：学生群

答主二（心理老师）

看到父母与弟弟三个人亲密互动的时候，你感到孤单与难过，这说明你有正常的对亲密关系的需要，你的情绪感受是正常的，尽管十分痛苦。年幼时与同胞及同伴的互动可以帮助儿童长大后在社会上与不同的人建立关系并和谐相处，我们每个人也正是在与人互动的过程中更好地认识自己的。不过，由于我国在独生子女政策实行多年后调整为二胎政策，使得一部分青少年在没有心理准备的情况下突然面临家庭关系的变化，的确受到不小的冲击。也许，这正是一个机会，让你可以去体验人类情感的复杂性、关系中的竞争性以及个人在关系中的独特性，在痛苦中重新找到自我，在关系中塑造新的体验。我猜想你父母与弟弟的亲密互动一方面是因为弟弟年龄还小需要更多照顾，另一方面也是由于你离开家外出读书，与家庭成员的相处机会比较少，客观上造成了心理上的疏远。建议你在家时可以多与父母进行一些互动交流，让他们有机会了解你现在的想法、你在学校的生活、你当前的困难、你未来的打算，这样他们也会感受到你对家庭的需要，和你一起面对生活挑战。如果沟通中遇到困难，可以向心理老师求助，我们会一直给你坚实的心理支持。

答主三（心理学家马斯洛）

专业概念 需要理论：人本主义心理学家马斯洛的需要理论指出，在满足了基本的生理需要和安全需要之后，人就会有对爱与归属感的心理需要，因为人类是群居动物，关系对于人类个体而言是生存的必需条件。体验并建立亲密关系的能力是心理发展过程中的重要任务。亲密关系的建立，最初始于婴儿与养育者的互动关系，如果在婴幼儿时期频繁更换主要养育者，可能会影响儿童建立亲密关系的能力，继而影响其成年后的人际关系质量。因此，早年亲密关系出现困难的个体，需要接受专业的心理帮助，重新学习并培养对亲密关系的体验和调节能力，从而能够在未来收获满意的人际关系。

推荐阅读：[美] 菲利普·津巴多等著，邹智敏等译，《普通心理学》第9章"动机与情绪"，机械工业出版社，2017年版。

2.5 积极关系超话

> **1** 我的闺蜜和家人的关系不好，自从疫情出现大家都在家中隔离后，她就每天向我倾诉和抱怨。一开始我是很愿意倾听和帮助她的，但是在家期间，我自己也有很多要适应的地方和安排的事情，有时候真的就一天都在抱着手机回她的微信，啥也干不了。我很苦恼，又担心不理她的话，万一她真的崩溃自杀怎么办……

答主一（朋辈达人）

特别能理解你此时的两难困境，因为我在生活中也是一个特别热心帮助别人的人，有时候常常因为帮助别人把自己的事耽搁了，又很担心对方没有我的帮助解决不了问题，所以不忍心拒绝。但是后来我想到，我之所以能帮助他人有一个很重要的前提是：我自己是健康的、完善的、有能量的，于是当我发现此刻我更需要照顾自己的时候，我就会告知对方。关系是相互的，闺蜜向你倾诉和抱怨她不顺心的事情，你也可以和她讲讲你的困扰啊。疫情之下大家都有一些不适反应，相信闺蜜会从你的倾诉中明白你的难处的。如果担心闺蜜情绪崩溃自杀，可以推荐她拨打心理援助热线，让她获得更专业的帮助。

资料来源：学生群

答主二（心理老师）

你很关心闺蜜，认真聆听她的倾诉和抱怨，闺蜜应该也能感受到这份支持。作为好朋友，你的做法真的很让人感动。闺蜜需要帮助，但此时你的生活也需要适应，照顾好自己才能更好地帮助别人。疫情之下，我们每个人很重要的一件事就是要保持身心的愉悦，尽可能安排好自己的生活。如果还能维持亲密的关系，帮助他人，那是更好的事情，但只有先做好了最基本的事，才能更好地完成其他的事。看得出来，你和闺蜜感情深厚，相信她也能理解你。你可以和身边的家人、朋友讲讲你的困扰，为自己减减压，帮助自己规划好当前的学习与生活。

答主三（心理学家霍曼斯）

专业知识 人际交往的社会交换理论："人际交往在本质上是一个社会交换的过程，人际交往的发展要在双方需求平衡、利益均等的条件下进行。人际交往的双方都需平衡奉献与回报，若交往双方能互相满足对方的需要，就容易结成亲密的人际关系；反之，则容易造成人际排斥。"花费大量时间帮助闺蜜影响了你个人的正常生活，不利于你自己的需求。长远来看，这样的状态也会影响两个人的关系，在关系中平衡付出与收获，才能使关系长久、健康地发展。

资料来源及推荐阅读：侯玉波编著，《社会心理学》，北京大学出版社，2018年版。

2 自从疫情开始,我和男朋友就不能见面了。我们是大学同学,一个省份的,本来约好假期里见几次面,一起过情人节的,现在却各自关在家里。我总觉得他自从在家隔离后就像变了一个人,好像什么事情都听他爸妈的,信息好久才回,问他为什么隔了这么久,他不是说陪奶奶打麻将了,就是辅导弟弟写作业了,感觉他家里的每个人都比我重要。我很失落,有些抱怨。但越是这样,他好像就越是暴躁和生气,我感觉很糟糕。我该怎么办?

答主一（朋辈达人）

异地恋确实很辛苦,因为见不着面,面对没有回应的手机屏幕常常浮想联翩,这也是很多异地恋情侣最终没有走到一起的原因。但你和男朋友在同一个大学,等到疫情结束后就可以见面,已经非常幸福,很让人羡慕了。其实短时间的异地恋对于两个人关系的成长也是很有帮助的,可以从中学习相处之道,当然也是一个考验,但是通过考验你们会收获到更坚固的信任和更深的感情。也许是突如其来的疫情让你对异地恋丝毫没有准备,因而有种种不适应,那么推荐你看一个关于维持异地恋的小视频（观看视频请扫描二维码）,希望你从中有所收获,也希望疫情早日结束,你和男朋友能够早日相见!

资料来源:学生群

答主二（心理老师）

在恋爱中，由于另一半没有及时回应自己而产生难过、失落情绪是很正常的表现。当对方没有及时回复自己的信息时，常常会担心自己在他心里是不是不重要了，他是不是不喜欢自己了。一系列的猜疑容易带来坏情绪，接着会抱怨，而对方可能因为不知道你心里所想而无法理解你，这样就导致两个人的无效沟通。所以，首先，你要当心猜疑带给自己的坏情绪，当你因为男朋友不及时回复信息而觉得自己在他心里没有他家人重要时，你可以问自己一个问题：我在多大程度上相信这个想法？寻找支持这个想法的证据，同时也要寻找反驳这个想法的证据，这样就可以避免灾难化的想法。其次，更有效地和男朋友沟通，准确地表达自己的情绪。如果发觉自己很生气，尝试先平静下来，然后再进行沟通。

答主三（心理学家艾利斯）

专业知识 情绪 ABC 理论：人的情绪（C）不是由事件本身（A）直接引发，而是经由人对该事件的评价或想法（B）引发的。当男朋友因为陪伴家人没有及时回复信息这件事（A）发生时，如果脑海中出现的想法是"我没有他的家人重要"（B），那么心情就会是难过、失落（C）；但如果想法是"男朋友在家主动陪伴家人，关心家人，这表明他是一个孝顺的、值得信赖的人"，此时你的心情就会变得温暖、开心。同一件事，当想法不同时，就会给我们带来截然不同的情绪感受。我们可以在生活中多思考和寻找事物的积极方面，拥抱更加美好的世界和自己。

推荐阅读：[美]阿尔伯特·埃（艾）利斯著，李巍译，《理性情绪》，机械工业出版社，2014年版。

2.6 自我意识超话

1 我是名医学生，最近一直在关注各种医闹事件。看到发生好几起伤医事件的报道，包括李文亮医生去世的报道，我的心里很不是滋味，越看相关报道就越难受，甚至怀疑当初的选择是否正确。我该怎么办？

答主一（朋辈达人）

近期报道了一些患者伤害医生的事件，这让同样学医的你也觉得很受挫，乃至于产生了对自身专业选择的迷惘。你可以借助社交软件与那些同样学医的同学们交换一下想法，交流一下彼此的担忧；也可以咨询你的专业老师，从他们那里获得鼓励以及更多处理医患关系的有效经验；此外，近期在"B站"（即哔哩哔哩视频网站）上有一个点击量几百万的短篇动画——《因为，我是医生》（观看视频请扫描二维码），有无数网友在评论中表达了对医生这个职业的敬佩之情，很想推荐给你。

资料来源：学生群

答主二（心理老师）

你作为医学生的身份使你在看到近期的医闹报道时更容易将自己代入其中，联想到自己将来的处境，也更容易受到此类新闻报道的影响而产生负面情绪。为了缓解目前心中的难过，你可以先尝试减少自己与此类信息接触的机会，少看或不看此类新闻，通过信息隔绝的方式减弱刺激的干扰力度；当然即便如此，仍旧不排除在看电视或浏览手机时扫到此类新闻的可能，你可以通过限定每天浏览手机的时间来减小这种情况出现的概率。

如果情绪得以缓解之后，你仍旧对自己的专业选择心存很多疑虑的话，那么不妨以这段时间为契机好好整理自己的思绪，分析是否有选择其他专业的意愿以及实现的可能性，若有必要可与老师或同学们详细沟通。若仍希望自己能在专业道路上进一步发展，那么与相关负面信息的接触应当适度，否则有削弱个人对职业发展的兴趣，进而失去前进动力的风险。

答主三（心理学家迈尔斯）

专业概念　同理心（empathy）："同理心也译为'设身处地理解''感情移入''神入''共感''共情'，泛指心理换位、将心比心，即设身处地地对他人的情绪和情感的认知性的觉知、把握与理解，主要体现在情绪自控、换位思考、倾听能力以及表达尊重等与情商相关的方面。"

我们人类的大脑中存在着"镜像神经元"的神经细胞，借由它我们得以迅速理解他人的意图，以及体验他人的情感，它是人的同理心得以存在的生理基础，并且能够诱发出人的利他行为。但是同理心所诱发的利他主义也有缺点，比如"产生倦怠"，即"感受到他人的痛苦自己也会痛苦，这会使我们尽量避免能唤起我们同理心的情境，否则就会经历倦怠或同情疲劳"。

资料来源及推荐阅读：（1）车文博著，《当代西方心理学新词典》，吉林人民出版社，2001年版。（2）[美]戴维·迈尔斯著，侯玉波等译，《社会心理学》，人民邮电出版社，2013年版。

---

2 看到有些一线工作者为抗击肺炎疫情牺牲，我很感动，也想做点什么，但是我的专业在这个时候好像没有什么用，本来这个专业也是爸妈选的，只是为了好就业。经历了这次疫情，我更讨厌自己的专业了，也不知道将来到底要做什么样的人，真的像爸妈设定的那样吗？看着很多人都热血沸腾的样子，我更难受了，觉得自己好无力，什么都做不了，连自己的人生都主宰不了，更不要说帮助别人了。我该怎么办？

答主一（朋辈达人）

你在疫情下仍然考虑如何为他人伸出援手，这份心意本身就值得佩服。即使不是医学专业，我们也可以在力所能及的范围内做些事情，而最基本的就是"在疫情期间做好防护措施，保护好自己和亲友的生命安全"，这本身就是在对遏制疫情做贡献。这次疫情也激发了我们对人生道路的许多思考，不可否认这会让人很焦虑。但假使在你之前的人生中，都未曾有这么多时间和精力来细细思索这些问题，那么不妨将它当成一次机遇——一个重新规划自己人生、思考自己所求为何的好机会。最后再推荐给你一个疫情防护的小视频，希望对你有所帮助：《简单算算，你宅在家里究竟能为抗击肺炎疫情做出多大贡献？》（观看视频请扫描二维码）。

资料来源：学生群

答主二（心理老师）

你可以先采取一些具体措施来缓解自己无力和难过的负面情绪，比如致电或发信息给自己信赖的朋友，或者拨打学校的心理咨询热线，尝试写日记等。借助此类途径处理自己的负面情绪，以恢复心理平衡。当自己的情绪状态回归后，可以试着正视自己人生道路的选择问题，自己真正喜欢的、想要追求的是怎样的生活？是否真的想要改换当前的专业？是否有可能获得家人和朋友的理解？该采取何种方式与他们进行沟通？自己当前能够使用的资源有哪些？通过与辅导员、专业导师、心理老师进行沟通，也有助于你获得更多的信息和支持来进行决策。

在疫情的冲击下，我们可能会产生对个人发展的疑虑，以及一些消极的情绪体验。但从积极的方面来看，这也是我们的自我意识进一步发展的契机，是一个肩负起自己人生的责任、成为一个独立且独特的个体所必经的过程。

答主三（心理学家埃里克森）

专业知识 埃里克森心理社会发展理论：该理论认为，个体在青年期（12～18岁）的发展过程中会面临对自我的确认和有关自我发展的一些重大问题，诸如理想、职业、价值观、人生观等的思考和选择。如果我们能够将这些部分统一起来，就会形成自己的"自我同一性"，进而以一个连贯的自我形象迈入成年期。由于当今社会经济和教育水平的不断提升，许多青少年自我同一性的形成存在一个"合法延缓期"，比如大学阶段，这给予青少年们更多时间来回答"我是谁"的问题，继而丰富其价值观、意识形态、人际交往方面的抉择。

资料来源及推荐阅读：林崇德著，《发展心理学》，人民教育出版社，2009年版。

3 我虽然没有亲人因感染新冠肺炎去世，但是看了很多报道后，就像直面了生死，对内心冲击很大。包括我身边很多人，总在思考生命的意义究竟是什么？我过去很少思考这个问题，通过这一次，浏览着新闻，脑补着如果是自己会怎样，一个利己的决策可能牺牲无数人，而医疗人员冒着生命的危险也未必能救回一个人，他们的利他行为对小家庭却是毁灭性的，那么究竟应该是利己还是利他呢？我前所未有地感到非常困惑和迷茫。

答主一（朋辈达人）

以疫情为契机，你开始对自己人生的意义产生了诸多思考。现实中，利己和利他大部分时候可以并存。比如你现在选择待在家中，乍看之下是一种"利己"的自我保护，但其实你也无形中参与了全国的抗疫活动，而当全国的人都做出跟你一样的选择，疫情的传播就得到了遏制，因此从这个角度看这又是一种"利他"的行为。

其实问题的关键并不在于利己或利他，而在于你心目中哪种行为更有价值和意义。有的人追求财富和权力，有的人视真理为一切，有的人追求极致的艺术，有的人将家人视为珍宝，有的人认为生命在于奉献，也有的人一生温暖纯良、只为追求爱与自由。因此，真正能告诉你答案的只有你自己。在两难困境下究竟该如何行动，这取决于你心目中真正认为有价值的是什么，而答案依赖于你个人的经验和对人生的思考。

资料来源：学生群

答主二（心理老师）

如果每天都过度关注于疫情新闻很容易引发我们的焦虑情绪。你可以先自我评估一下这种困惑和迷茫的感觉究竟有多强烈。虽然适当的焦虑有助于我们对人生和未来发展方向进行探索，但如果这已经明确影响到了你正常的交际、学习、工作、睡眠等方面，那就要先通过合理的途径进行调节，比如拨打学校的心理热线或进行QQ咨询；你也可以尝试将困惑倾诉给你的亲朋、恋人、老师等，在与他们敞开心扉交流的过程中，也许就可以收获一些有价值的经验，而且倾诉的过程本身就有助于自身思路的整理，进而产生新的领悟；你也可以检索一下自己过去的经验，想一想在你的记忆中你做什么事时最能感到充实和快乐，这往往能为你寻找到人生意义提供线索。

疫情的发生给我们很多人内心以冲击，但也因此给了我们很多人一个机会来思考什么是自己真正重视的。爱情、友情、亲情、事业、学习、报效国家、投身公益……答案并不固定，但对此类问题的思考有助于我们寻找到那个"只属于自己的答案"。

答主三（心理学家弗兰克尔）

专业概念　存在无意义感（meaning lessness of existence）：存在主义心理学术语，指个体在现实世界中的基本经验。存在主义心理学认为，个体有追求意义和秩序的需要，但受到虚无和孤立的必然性的挑战，随时都可能置身随机的无序世界。于是人发展出一种有意义感作为存在的重要任务，以适应生存和社会。弗兰克尔提出了三种途径帮助我们寻找人生的意义。一是创造或从事某种工作；二是经历某件事或面对某些人，换句话说从爱中寻找意义；三是当苦难不可避免时，通过对自己的磨难赋予意义来超越自我。

推荐阅读：（1）林崇德著，《心理学大辞典》，上海教育出版社，2000年版。（2）［奥］维克多·弗兰克尔著，吕娜译，《活出生命的意义》，华夏出版社，2010年版。

第三章

升华篇

经此一"疫"，大学生们丰富了人生的体验和感受，增长了韧性和灵性，不仅将有更充分的经验和更多的智慧去应对生活中的突发事件，也有更充足的时间和更多的机遇利用这个被动发生的超长假期，给自己的心灵来一个额外的"小学期"，让成长和改变更多一些，让顿悟和升华更灵动一些。正如尼采所说："那些曾经没有杀死我们的，都会使我们更强大。"在这一章里，心理学家们将分享一些经典而有效的积极成长和自我改变的方法，助你成为那个更好的自己。

3.1 积极自我超话

---

1 如何在疫情下澄清自我的价值排序，找到人生的意义？

答主一（朋辈达人）

网络上有一组漫画叫《人生意义与甜甜圈》，相信在这组漫画里可以找到你想要的答案。

资料来源：学生群

答主二（心理老师）

了解我们的价值观念，对于我们自身是非常重要的。当我们不确定自己的价值观时，可能会对人生意义产生怀疑。首先，价值观的不确定会导致压力和焦虑情绪；更严重的话就可能导致我们做出与自己价值观相违背的行为，更加重了压力和焦虑情绪。因此，我们需要了解自己的价值观，并根据其行事。可以通过一些自我价值澄清的方法和活动来帮助我们更好地了解自我，发现人生的意义。

练习1 想一下现在你的家正被烈火吞噬，情况危急，时间只够你冲进火海取出三样东西，你会选择哪三样？先后顺序是怎样的？为什么选择这三样？它们对你有什么价值？还有没有重要的物品不在抢救之列？为什么？请你仔细想一想，并写在纸上。

练习2 由于某种原因，现在我们每个人只剩下最后一天的寿命，也就是我们只有 24 小时可利用。如果每人身体如常，可自由思考与行动，你会如何使用这仅剩的 24 小时？请你认真思考后写下来。

练习 3　与朋友和家人谈论你所珍视的价值观；了解价值观是如何影响你生活的方方面面的；讨论价值观应该如何指导你的行为活动。

答主三（心理学家弗兰克尔）

专业知识　个人价值观的分类：

创造性价值观——工作；创造新事物

经验性价值观——欣赏美好（自然、音乐等）；爱

态度性价值观——对难以避免的事件的态度，如疾病、死亡和"丧失"（如丢失工作）；对道德的看法；对承受痛苦的意义的态度

人际关系价值观——珍惜与恋人之间的亲密关系；重视与父母、孩子和其他家庭成员的关系；珍惜友谊

成就价值观——重视职业生涯规划；重视教育、专业和个人成长

娱乐消遣价值观——珍惜空闲时间、爱好和娱乐活动；重视慈善和公益活动

健康价值观——重视身体健康；重视心理健康；重视精神需求

对照价值观的分类进行排序整合，可以帮助我们更好地发现、了解自己。

推荐阅读：（1）Frankl, V.E.（1963）. Man's search for meaning: an introduction to logotherapy. New York: Washington Square Press.　（2）Vyskocilova, J., Prasko, J., Ociskova, M., Sedlackova, Z., Mozny, P.（2015）. Values and values work in cognitive behavioral therapy. Activitas Nervosa Superior Rediviva, 57（1–2）, 40–48.

2 如何在混乱中整合自己的情感、态度、动机、需要、人生观，使自己成为更和谐同一的自我？

答主一（朋辈达人）

弄明白下面图片中的你，自我就可以达到高度和谐同一了。

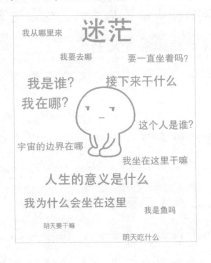

资料来源：学生群

答主二（心理老师）

我们可以通过以下话题对"自我"这一内容进行讨论：

请你介绍一下自己，你是个什么样的人？

你有什么理想吗？这个理想是怎么形成的？

你理想的伴侣关系是什么样的？你自己在这个伴侣关系中扮演什么样的角色？要承担什么样的责任？

你理想的事业是什么？你正在做的工作符合你的事业理想吗？这份工作对于你的意义是什么？

你对亲子关系怎么看？对你来说，怎样才是理想的父亲（母亲），你期望自己成为这样的父亲（母亲）吗？

你对金钱怎么看？你认为赚到多少钱是足够的？如果你明天一早醒来，已经有足够的钱，你将如何安排自己以后的生活？

对你来说，什么是理想的性生活？什么是理想的性道德？在你的性道德观中，什么样的性生活是禁忌的，需要避免的；什么样的性生活是美好的，需要得到鼓励和发展的？

你的择友标准是什么？什么样的人你会愿意交往，什么样的人你会拒绝和他交往？

你对死亡怎么看？你希望自己活到多少岁？你准备怎么度过从现在到死亡的这段时间？如果你要立遗嘱，这份遗嘱会怎么写？

首先，当你对自己产生怀疑时，先告诉自己，这是正常且必经的心理发展过程，做到不偏激，不慌乱，相信自己。通过自我觉察，正确地探索了解自我；意识到自己是一个独特的个体，自己始终是独立的，积极地悦纳自我，做出选择时能意识到我要对我的选择负责。尝试不同类型的任务，逐步确定自己未来的发展方向，并在实践中慢慢调整自己的目标和计划，进行有效的自我控制。

答主三（心理学家埃里克森）

专业概念 自我同一性（identity）：是指把青少年的需要、情感、能力、目标、价值观等特质整合为统一的人格框架，即具有自我一致的情感与态度，自我贯通的需要和能力，自我恒定的目标和信仰。自我同一性有四种表现：同一性获得，同一性延缓，同一性早闭，同一性扩散。四种表现的具体案例如下所示：

同一性获得

"进入大学后，我很快确立了自己未来的发展目标和奋斗计划。在高中时期，我加入了学校的心理协会，又通过参加社会活动发现了我的优势和兴趣所在，所以在进入大学之前我已经非常清楚，我想从事财务方面的工作。在假期中，我还通过广泛搜集信息和不懈努力为自己找到了在一家企业的人力资源岗位实习的工作，这对我的就业和未来发展意义深远。我相信，在未来我一定可以获得我想要的生活！"

同一性延缓

"我学习的专业是金融，却不知道以后是否会从事金融方面的工作。我并不喜欢天天和数字打交道，即便在金融方面取得了一些成绩，也很难想象这就是我的一生。所以我努力寻找自己的方向，尝试参加不同类型的活动，阅读各类书籍，旁听其他专业的课程，但依然没能确定我的方向在哪里……我觉得有点焦头烂额，还会时不时地怀疑自己，我感觉到我很焦虑。"

同一性早闭

"从小，我的父母就为我安排好了一切，我也习惯于接受他们的安排。进入大学之后，不再像高中时期由父母和老师规划我的一分一秒，这使得我的生活突然没有了限制，我反而觉得无所适从，以至于有一段时间我很不适应新的生活模式。父母希望我大学毕业后回家乡当一名公务员，像他们一样有一份稳定的工作。我自己没什么想法，像以前一样，我接纳了父母的想法，努力学习，参加公务员考试。有的时候，看着别人活得潇洒恣意，我也会问自己，我真的要一直做一个乖乖女吗？"

同一性扩散

"我似乎从进入大学开始，就很少认真思考问题了。我不知道我大学毕业以后能从事什么工作，也没想过这个问题。我不太爱学习，能逃课就逃课，作业应付了事，考试低分飘过。我也不太喜欢和人交流，比起现实世界，我更喜欢在游戏世界里生活，大部分的空余时间我选择留给网络游戏。思考问题太麻烦了，人生苦短，要及时行乐嘛。"

资料来源及推荐阅读：埃里克·H.埃里克森著，孙名之译，《同一性：青少年与危机》，中央编译出版社，2016年版。

3.2 积极情绪超话

---

1 如何在日常生活中创造愉悦体验?

答主一（朋辈达人）

我觉得快乐可以很简单，只要有一双发现快乐的眼睛，加一颗接受快乐的心；也可以很难 —— 如果你总是拒绝它。

资料来源：网络

答主二（心理老师）

对自己而言，首先要不间断地自我觉察，觉察自己日常生活中的想法、感受和行为，是我们意识到并改变的前提；其次要不疏忽地自我照顾，觉察自己的需要，对自己的需要进行满足，照顾好自己的身体、人际、工作、心理和精神，并在这之间保持平衡。对他人而言，保持情绪开放和拥抱不确定感，愿意被他人情绪感染，能够识别和表达情绪，忍受不确定性。对关系而言，温柔而坚定地保持自己的弹性边界。

答主三（心理学家弗雷德里克森）

专业概念　积极情绪（positive emotion）：即正性情绪或具有正效价的情绪，芭芭拉·弗雷德里克森认为积极情绪是对个人有意义的事情的独特反应，是一种暂时的愉悦。

我们的情绪让我们更清楚地认识我们内心的需要，告诉我们内心的渴望，并促进我们采取行动。当我们开始回过身关注内心真实的声音，并正视它的时候，我们才能活出更真实、更自在的自己。

推荐你观看一个小短片，希望对你有所帮助：《情绪管理——小猫头鹰的情绪故事》（观看视频请扫描二维码）。

---

2 如何在压力情境下保持积极情绪？

答主一（朋辈达人）

可以看一下芭芭拉·弗雷德里克森写的《积极情绪的力量》一书，她在书中告诉我们11个保持积极情绪的方法：1. 真诚面对情绪；2. 找到生命意义；3. 品味美好；4. 数数你的福气；5. 计算善意；6. 追随你的激情；7. 梦想你的未来；8. 利用你的优势；9. 与他人交往；10. 享受自然的美好；11. 打开你的心灵。我们可以通过这本书认识并了解积极情绪，去追寻幸福。

资料来源：学生群

答主二（心理老师）

在压力情境下寻求保持积极情绪的方法，首先我们要了解积极情绪是稍纵即逝、无法强求的，其次我们对积极情绪的解释本身会削弱积极情绪。在这个基础上，我们可以将积极情绪纳入到日常生活中去。可以尝试以下几种方法：

练习1　记录快乐小事

睡觉前花10分钟记下今天发生的三件好事，以及它们发生的原因。这三件好事不一定很大，如"今天在图书馆看书，有人冲我微笑"或者"朋友来看我，并请我吃饭"。

在每件小事的下面，都写清楚它为什么会发生。如果今天发生的好事是"朋友来看我，并请我吃饭"，你可以把原因写成"朋友很关心我"或者"我们之间有深厚的友谊"。

写下生活中的好事，已经被科学证明是培育积极情绪的简单直接的方法。它也许一开始让你觉得别扭，但它会逐渐变得容易。

练习2　建立积极情绪档案袋

喜悦档案袋；

感激档案袋；

宁静档案袋。

将那些在你和每一种积极情绪之间创造出由衷联系的事物和纪念品放在一起，装进一个档案袋。这个档案袋中包含的那些让你印象深刻的照片、具有纪念意义的信件、有启发意义的名言或对你而言有特殊个人纪念意义的物品等。档案袋呈现的是你心中的内部机制，不要急于完成，要学会品味和享受它。

练习3 正念冥想

每天进行冥想的人，能够获得更多的积极情绪。另外，每天都冥想的人还能够获得长期管理情绪的技能。

练习4 玩耍

每天给自己设定放松的时间，要给自己留出一些娱乐的时间，让你能够从积极情绪中获得好处，从而让自己更快乐，更健康。

答主三（心理学家弗雷德里克森）

专业知识   积极情绪的"扩展—构建（broaden-and-build）"理论：芭芭拉·弗雷德里克森提出了积极情绪的"扩展—构建"理论，通过一个小实验来测试积极情绪对我们大脑的影响。在实验中，她将研究对象分为5个小组，并为每组研究对象展示不同的影片。前两组展示的是激发积极情绪的影片。第1组看到的是产生喜悦的影片，第2组看到的是产生满足的影片。第3组是对照组，他们看到的是中立的普通影片，并没有产生强烈的情绪。而最后两组展示的是产生消极情绪的影片。第4组看到的是产生恐惧的影片，第5组看到的是产生愤怒的影片。看完影片之后，每个参与者被要求写下他们在何种情况下会产生类似的情绪，并会如何反应。每个参与者都会拿到一张白纸，上面有20个空行，每个空行的开头都是"我会……"。看到恐惧和愤怒影片的参与者写下了最少的回答。而看到喜悦和满足影片的参与者明显写下了更多的回答，即使与中立的对照组相比也是如此。也就是说，当你经历的是愉悦、满足或爱的积极情绪时，你会看到生活中更多的可能性，引发更多的思考。这些发现首次证明了积极情绪能够拓宽人们的各种可能性，让你的想法和视野变得开阔，并去思考更多的选择。

推荐阅读：[美]芭芭拉·弗雷德里克森著，王珺译，《积极情绪的力量》，中国人民大学出版社，2010年版。

---

3 如何帮助他人调整情绪，并积极反馈？

答主一（朋辈达人）

反思一下你的出发点，是为了不失去这么一个朋友，还是站在对方立场要帮助对方解决问题？心理学有个原则：不求不助。朋友之间的日常交流，不能看作求助。往往能力不足的人试图去"帮助"别人的时候，反而添乱的情况更多。如果没有添乱，那是运气。而运气这东西，分布开来总是那么稀薄。为什么这样说呢？因为能力不够的人，首先界定的问题多半是错误的。比如人家明明有一个不错的家庭支持，也有医生、医院渠道可以处理，他自己也会处理自己的事情，你却把对方定义为一个需要"你"（相对什么都不懂的人）来帮助的人。所以，如果你去帮助的话，你就是问题的制造者，凭空给对方施加一个本来没有的问题，还多了一个打扰对方生活和心理的人。所以，先让自己健康成长，然后发展自身能力，才能让你在别人真正需要的时候，出手相助。没有能力，表达一下支持的心意就可以了。

资料来源：网络

答主二（心理老师）

遭遇危机事件的人通常会感到心烦、焦虑，也有人会感到自责、内疚。保持冷静、表示理解，可以帮助他们感受到安全、尊重、理解以及恰当的关怀。倾听讲述是会带来很大的支持，但更重要的是，不要勉强任何人去谈论他们经历了什么，有的人可能不愿意谈论发生了什么、处于什么境地，此时安静地陪着就很好。不要说太多的话，允许沉默，保持适当的沉默会给人们一些空间，以鼓励他们愿意交谈和分享。世界卫生组织提供的《心理急救指南》中在心理急救时的"恰当言行""不当言行"可以供我们参考。

恰当言行：尽量找安静的地方交谈，把外界的干扰降到最低；尊重他人隐私；依据年龄、性别和文化因素，靠近对方但保持合适的距离；让他们知道你在聆听；保持耐心和平静；提供真实信息；用简单的方法让对方了解信息；理解体会对方的感受；对他们的力量和自助行为表示肯定；允许沉默。

不当言行：迫使他人讲述遭遇；打断或催促对方讲述遭遇；对他们已做或未做的事情以及感受做出判断，如"你应该感到庆幸"等；编造你不知道的事情；使用过于专业化的语言；谈论自己的烦恼；给予虚假的保证；试图表现你可以解决所有问题；交谈中使用贬义言辞。

大多数人的情绪反应经过自我安抚和疫情得到控制后能够化解，但仍有少部分人的症状持续存在，甚至不断加重而影响日常生活，他们需要寻求专业的心理帮助。

答主三（心理学家亚瑟·乔拉米卡利）

专业概念 共情（empathy）：也有人译作同理心。我们能够帮助他人是基于我们有共情的能力。共情是指有意识地进行换位思考来理解别人的思想和感受的过程。它被认为是一种认知能力而不是一种情绪体验，也被看作一种稳定的人格特质。哈佛大学医学院首席心理学家亚瑟·乔拉米卡利在《共情力》一书中指出，学会共情，能让我们准确地感受自身的想法，清楚地理解他人的心声，最终从压力中逐步解脱出来。实验研究也证实，仅仅一天的与共情有关的"爱心训练"（compassion training）就增加了积极的情感体验。

推荐你观看一个小短片：《同理心的力量》（观看视频请扫描二维码）。

推荐阅读：[美]亚瑟·乔拉米卡利著，耿末译，《共情力》，北京联合出版公司，2017年版。

3.3 爱与被爱超话

▌ 我想去当志愿者，力所能及地帮助别人，我能做些什么呢？

答主一（朋辈达人）

你可以根据自身情况做一些力所能及的事，事情不分大小，你有这份爱心才是最重要的。比如你可以尝试当社区服务志愿者，例如社区巡查员等；可以为医务工作者的子女进行网上作业辅导，当一名免费家教；还可以参与疫情信息收集、海报制作、视频制作等工作。自己可以多关注一些青年志愿者服务的公众号，获取你感兴趣的信息。其实待在家里，少出门，为家人、朋友普及疫情知识就是在对社会做贡献。

资料来源：网络

答主二（心理老师）

在保护、照顾好你自己的前提下，可以根据自己的专业和能力特点做一些有针对性的志愿活动。我们想给志愿者们提供一些自我照顾的建议，使他们多关注自己的身心状况，照顾好自己。应尽量避免过长的工作时间，保持自己的界限，定期与自己的家人和朋友联系，确认自己的状态，和志愿者同事团队一起合作，管理好自己的个人资源（时间和精力），保持适当的营养和运动，适当的放松，做好压力管理和情绪处理，进行定期的同行咨询和督导，保持耐心和宽容，避免没有同事的长时间单独工作和几乎不休息的全天候工作，避免进行无能感或不称职感的负面自我对话，避免过度使用酒精、烟草、咖啡因等。做好自我觉察，不做超过自身能力和界限的事情，以免引起耗竭状况。

答主三（心理学家马斯洛）

专业知识 马斯洛的需求层次理论：人的需求可以分为五个层次，分别是生理需求、安全需求、情感和归属需求、爱与尊重需求、自我实现需求，人只有在低层次的需求得到满足之后才会去追求更高层次的需求。

"对于参加志愿活动的人来说，生理需求和安全需求通常已经得到了满足，而志愿活动能带给他们的，往往是高层次的需求，具体而言一般有以下几点：

1. 志愿者在志愿活动中会与受助者和其他志同道合的人发生社交联系，获得认同感和归属感，使情感和归属需求得到满足。

2. 志愿者在参加志愿活动的过程中，他们通过付出、奉献获得了受助者、围观者的尊重；通过与其他志愿者的相互协作与帮助获得了友谊等，从而满足了自己爱与尊重的需求。

3. 对于一部分志愿者来说，志愿活动已经成为抱负和理想，他们在参与志愿活动的过程中能够发挥潜能、收获快乐、感到充实，从而使自我实现需求得到了满足。"

资料来源：人民网。

推荐阅读：民政部社工司编，《志愿者管理手册》，中国社会出版社，2014年版。

2 当别人很爱我、为我付出很多，但我还不能照顾他们的时候，我能做些什么呢？

答主一（朋辈达人）

世界那么大，重要的人那么多，但我也很重要。有个朋友曾经向我提出同样的问题，她说："我总是不知道该怎么应对别人对我的好，比如说其他同学夸奖我的时候，我真的不知道该说什么去回应他们。你觉得我该怎么办？"我告诉她，你为什么不试着简单地说句谢谢呢？你在担心什么呢？我觉得你可以好好思考一下这个问题。

资料来源：网络

答主二（心理老师）

一种可能是你可以做一些你力所能及、利人利己的事情，以表达自己对他们的感激之情，但前提是这种行为应该是有界限的，就是在你的能力范围内，不损害你的利益；另外一种可能是"你的给，其实是要"，感知到别人对你的爱超过了你的承受能力因此感到内疚，进而想要给予回报，这种心态可能与你的原生家庭以及你的亲密关系相关。内疚其实是想要获得更多的爱，是一种维系感情的方法。对容易内疚的人来说，没有比接受对方的好意和付出更让人坐立不安的了，于是焦虑产生，导致自我惩罚。我们可以尝试做一些探索，如具体化自己内心的那些担心，了解自己内心对于该问题到底在担心什么？将焦虑具体化，可以有效帮助自己提升控制感，开启解决问题的大门；尝试真正地理解自己的担心，思考这些担心是不是有必要。也许我们可以尝试一下更深入地理解自己的担心，去探索到底这些担心是怎么在我们内心形成的，去理解担心形成的过程，以及担心所带给我们的影响，可以去做一次心理咨询或个人体验，更好更清晰地了解自己这种想要着急回报的状态。

答主三（心理学家埃里克森）

专业概念　内疚：心理学家埃里克森在他的人格发展八阶段理论中，曾提过内疚这个心理品质。幼儿期（4～7岁）的时候，每一个个体要面对的社会心理危机是：主动对内疚的冲突。这个年龄段的孩子会萌发出各种思想、行为和幻想，也会检验各种各样的限制，以便找到哪些是属于许可的范围，而哪些又是不被许可的。如果父母鼓励孩子的独创性行为和想象力，孩子长大后就会比较少内疚感，做事情更有主见，行为有开拓性，人生格局也比较大，那样孩子会以一种健康的独创性意识离开这个阶段。然而，如果父母讥笑孩子的独创性行为和想象力，那孩子便以缺乏自信心离开这个阶段。长大以后，每当他们考虑尝试种种自主性的行为时，总易于产生内疚感而变得被动、退缩，他们更情愿为他人而活，而不是活出自己的精彩！

推荐阅读：罗纳德·波特-埃夫隆，帕特丽夏·波特-埃夫隆著，王正林译，《羞耻感》，机械工业出版社，2018年版。

3.4 人际交往超话

> **1** 疫情期间我和男朋友不能见面，总想知道他在跟谁交往，平时在学校时会忍不住看他的手机。随着疫情的持续，我开始频繁登录他的微博等各种账号，看他和谁聊过，看谁第一时间点赞，看他回复谁了。因为见不到面，越看越担心、焦虑，晚上想到这些偶尔还会出现睡不着觉的情况。电话、视频沟通好像也不能缓解，我感觉我们快要分手了。我现在该怎么办呢？

答主一（朋辈达人）

这场疫情确实是考验你们恋爱关系的一场重要考试。如果是为了早点发现出轨证据，那肯定你其实已经感觉有问题了，与其到处查寻证据，不如直接向对方求证，反而更有效率。即使对方在撒谎，你也可以很轻易地发现，谎言总会被戳穿的。当一个人开始撒谎，如果继续追问下去，他就不得不撒更多的谎，然后一定会出现自相矛盾的地方。

资料来源：学生群

答主二（心理老师）

从你的描述中，能看出你对男朋友的爱，也很在乎你与他的这份亲密关系，并想在疫情期间更好地维护它。然而，如果过分关注，甚至连你自己都觉得已经产生了猜疑，你的男朋友可能也觉察到你对他的信任度下降了。这时候的"爱"反而可能变成"伤害"，因为不信任、猜忌是破坏亲密关系的毒药。你说平时你就会查看男朋友的手机，但那时由于你们可以面对面沟通、观察和验证，你的担心很快就消除了。但由于这次的疫情，使这种担心、焦虑好像暂时无法消除，所以担心就被突显出来了。

当你在学校总是查看男朋友的手机时，当你在疫情期间查询男朋友的网络社交活动轨迹时，当你在意男朋友是否及时回应你想要的安慰和温暖关怀时，建议你尝试做个内在的自我对话，问问自己内心真正需要的是什么，用这样的方式能不能帮助自己达到目的；如果不能，那么采取什么样的方式才能满足你真正的内心需求。

在亲密关系中出现这种情况，一方会认为自己是关心和爱的表现。的确，当亲密关系和谐时，对方也愿意接受这样的爱；但如果关系出现了罅隙，另一方可能会认为是对方想掌控自己，自己在这份亲密关系中可能将失去自由，这样会严重影响这份亲密关系的健康发展。深究其因，可能是过度关爱的那一方出现了严重的不安全感。这份不安全感可能来自于自身，也可能来自于对方。这种不安全感可能来源于早年形成的不安全母婴依恋关系。如果在婴幼儿阶段没能得到抚养者稳定、安全、温暖的照顾，再加上后天逐渐成型的性格特点是低自尊、软弱、过分依赖等，就很容易在成年后表现为强烈的不安全感。虽然早年的母婴依恋关系影响十分深远，但它并不是不可改变的。成年后的健康、稳定、安全的亲密关系经历，能够修复早年形成的不安全依恋。

当你希望保持和继续你们的亲密关系时，不妨尝试下列四种方法：

1. 回顾亲密关系形成和发展历程，寻找自己原本就有的智慧和资源。一方面，通过回顾，你可以比较你们关系发展顺利时，你们的互动方式是怎样的；当你们的关系发展遇到矛盾和挫折时，你们又是如何克服，将关系维持到现在的。

2. 尊重对方，给对方自由的空间。安全的亲密关系发展过程中，尊重对方是十分必要的。给对方自由的空间，尊重对方的隐私，其实也是给自己空间和自由，这样双方不会产生被约束感、控制感，两个人都在这份关系中感觉轻松、有意义，才能够继续保持和发展这份关系。

3. 尝试主动分享自己生活中发生的事情。当我们希望了解对方的日常生活状态又不确定对方是否会反感时，不妨先和对方说说自己的生活状态，这不仅可以说是一种示范，也可以说是一种引领。一般来说，人际沟通过程中人们都会遵循对等原则，这也是可以帮助我们衡量关系是否可以进一步发展的指标之一。

4. 合理安排自己的日常生活、学习，利用疫情假期不断提升自己，增强自信。亲密关系中双方如果能够相互促进，彼此提升，不断进步，那么这份亲密关系则可能不断向前发展。因此，建议你想象一下，你们的关系如果继续发展下去，你怎样做可以提升自己的吸引力，一个有魅力的女大学生此刻会怎么做呢？那么，你可以借鉴她们的模式，合理安排自己的日常生活、学习，使自己变得更好。

答主三（心理学家巴塞洛缪）

专业概念 依恋模式（attachment model）：巴塞洛缪从婴儿安全型、回避型和焦虑—矛盾型三种依恋类型出发，提出了成人的四种依恋类型，分别是安全型、回避型、全神贯注型（痴迷型）和恐惧型。安全型的人对自己和他人都有着积极的意向，这些人倾向于寻求亲密的人际关系，而且这种关系让他们感到舒适。回避型的人对自己有肯定的自我意向，但从内心不相信他人，也不愿和别人建立亲密关系，他们把维持自己的独立看得很重要，不相信别人或者是因为怕受伤害而不敢在感情上依赖他人。全神贯注型和恐惧型的人都认为自己无价值、不可爱，前者承认别人是可依赖和可利用的，缺少自尊感，通过与别人接近和亲密来促进自我接纳；后者认为自己不值得亲密和爱，也怀疑别人能否给他们亲密和爱，他们因害怕被拒绝而不敢与人亲近。

推荐阅读：［美］Jerry M. Burger 著，陈会昌译，《人格心理学》，中国轻工业出版社，2014 年版。

---

2 如何在分离的时候保持积极的关系？

答主一（朋辈达人）

接纳分离时的各种情绪，然后尝试慢慢接受分离这个事实，在经历分离与维护关系的时候让自己更自信一些。如果还是感到很焦虑的话，试着寻找能让自己感觉到内在安全感的方法，努力去做一些内在安全感的建设，让自己更积极地应对分离。

资料来源：网络

答主二（心理老师）

分离的体验往往让我们体会到周围的环境、自己的身份等方面的转变，也代表着我们将要增加新的社会角色、建立新的人际关系。我们更需要明白，分离的确会带来关系中某些部分的丧失，但彼此相互之间的联结并没有全部结束，我们仍然在以新的方式相互影响着。在分离的情境中，既要去适应那些变化的部分，也要去发现那些不变的部分，进而发展下一阶段的关系。

我们可以试着回想一下，这些分离带来的情绪变化以及随之而来的关于关系的困惑，这样的情况在过去是否也经历过呢？在成长的过程中，当我们面对一次次不同形式的分离时，比如高中毕业、恋爱分手等，自己是如何应对的？在这个过程中又经历了哪些困难？研究发现，积极的自我概念、自尊自信、安全感，有助于我们接纳分离，并接受分离带来的关系变化，进而继续保持积极的关系。其实，很多行为习惯都是在我们原生家庭中开始形成的，包括我们如何处理需求、如何面对情绪、如何建立和维持关系等，而依恋关系的形成、自我概念的发展也与之息息相关。在自我概念的发展过程中，如果在大多数时候我们都感觉到自己是被爱的、被需要的，就会逐渐发展出积极的自我概念来应对分离带来的焦虑；然而如果在成长过程中长期缺乏安全感，自我概念的发展会受损，在面对分离时可能会刻意回避、陷入焦虑恐惧。

因此，当我们面临分离时，建议大家做到这样"三个关注"和"一个感恩"。"三个关注"为：第一，关注自己在这段关系中的自我价值；第二，关注自己在关系中对于他人的有意义部分；第三，关注这段关系给自己带来的成长。"一个感恩"是：感恩关系存续期间他人对自己的各种支持和帮助。如果我们可以做到这些，相信即使你们分离后，依然会持续积极的关系，同时也会比较轻松地与他人建立新的积极关系，今后再面临分离时，安全感也会大大增加。

答主三（心理学家安斯沃思）

专业概念　依恋理论（attachment theory）：该理论最早由英国的鲍尔比提出。1978年，安斯沃思通过陌生情境测验将婴儿的依恋关系分为三种：安全型、回避型和焦虑—矛盾型。安全型依恋孩子的妈妈在母婴关系中对孩子关心、负责，孩子也能确切地体验到母亲的负责与亲切，甚至妈妈不在的时候也是这样想的；即使与母亲分离，孩子仍然相信母亲一定会再回来的，因此当母亲再次回来，婴儿会主动与母亲互动。这些孩子比较自信和快乐，很容易与他人相处且信赖对方。回避型依恋中的妈妈对孩子不太负责，孩子对妈妈也是疏远、冷漠的，当妈妈与孩子分离时，孩子不焦虑；分离后母亲再回来，孩子也不特别高兴。焦虑—矛盾型依恋中的妈妈对孩子的需要不是特别关心和敏感，婴儿在妈妈离开后很焦虑，一分离就大哭，并且别的大人不容易让他安静下来，这些孩子害怕环境改变，分离后母亲再回来，婴儿既想接触母亲又很抗拒，常处于矛盾纠结中。

3 因为这次疫情在家，我没有机会和同龄人接触，感觉很孤独。看到朋友圈很多人和男（女）朋友秀恩爱，心里更加觉得羡慕，希望也能有这样的亲密关系，却没有办法发展。我该怎么办呢？

答主一（朋辈达人）

我们必须先能够平静地面对孤独，才可能收获长久的美好关系，否则我们选择恋爱可能只是因为不愿单身，而非爱对方。只有当我们觉得单身和处于感情之中一样安全和舒适，才能够在选择恋人时做出理智的决定。推荐你看一个短片：《只有快乐的单身狗才会找到真爱》（观看视频请扫描二维码）。

资料来源：学生群

答主二（心理老师）

疫情期间不能与同龄人见面，如果再缺乏与父母的沟通，的确非常容易感到孤独。当我们感到孤独时，又对他人的动态很敏感，再看到朋友圈"撒狗粮"的信息，就会引起强烈刺激了。也许我们可以通过下列做法缓解自己目前不太好的状态。

第一，适当地通过网络平台开展社交活动，减轻自己的孤独感。人是社会性的动物，建议在家期间多和同学、朋友交流，可以是打字聊天，也可以是语音视频，可以讨论最近看的小说、电影，交流最近学做的蛋糕、奶茶等甜点，或是提前畅想一下疫情结束后可以做些什么，也可以借助网络平台进行一些在线多人小游戏，比如你画我猜等。友情对于我们来说也是很重要的一种亲密关系，值得提醒的是，进行网络社交时请注意隐私安全，保护好自己。

第二，通过自我对话，探索此刻自己对亲密关系需求背后的真实想法。我们不妨问问自己，我为什么在此刻想要发展亲密关系？我对于爱情的期待是什么样的？众所周知，有人因为喜欢对方而恋爱，有人因为觉得双方合适而恋爱，有人因为不想单身而恋爱；有人喜欢一见钟情的浪漫，有人认为日久生情才是真爱。这些关于亲密关系的看法，孰对孰错，无一定则。关于亲密关系，你持有哪一种观点呢？在你开始满足亲密关系需要的行动之前，建议你好好想一想。疫情期间，或许你羡慕的是同学可以有恋人的陪伴，那么你可以思考一下，目前你已经拥有的陪伴有哪些呢？你目前拥有的陪伴和你希望得到的陪伴有哪些不同呢？你还羡慕他们的哪些地方呢？或许多问问自己，就会发现目前你真正需要的是什么。我们知道爱情不只是相互陪伴那么简单，爱情不只有甜蜜，还有很多责任，要面临很多压力，要克服许多潜在的问题。趁着疫情期间，你可以通过观摩影片、电视剧，阅读等方式去了解各种类型的爱情故事，在这些体验中慢慢思考自己的恋爱观，为将来发展健康的亲密关系做好相应的准备。

第三，塑造亲密关系中的"理想自我"，提升自我实力，增强吸引力。在你对自己恋爱关系的想象中，那个"理想自我"是什么样的、会做什么？他可能会有几项特长，可能口才很好，也可能心思特别细腻。再看看"现实的我"与"理想的我"之间有哪些距离，利用此次假期，努力朝着自己的"理想的我"努力，发展更好的自己，提升自身实力，吸引力自然而然会增加。当然，如果你发现那个"现实的我"中不好的部分，比如很容易发脾气、做事粗枝大叶、没有安全感、经常猜疑、依赖性太强等，建议你有的放矢地完善自我。

第四，接纳孤独，学会利用孤独的积极力量。孤独有的时候让人感觉不舒服，可能意味着隔离、寂寞、无趣，但在有些情况下也意味着能够保持独立、平静和专注的能力，这些能力有助于我们获得一些成就。文学创作、科学研究等很多领域都需要静下心才能有成果。例如：欧洲鼠疫期间，牛顿在家乡潜心研究出了微积分、二项式定理；霍乱期间，普希金在滞留的村庄里完成了多部著作。因此，建议你趁此机会思考一下，你最想做的事是什么，如果你投入、持之以恒地坚持做这件事，孤独可能正是成就你的最好帮手。

疫情给我们带来了焦虑、不安，也同样给我们放了一个长假，让我们有时间静下心来探索自己、提升自己、思考爱情、接纳孤独。

答主三（心理学家斯腾伯格）

专业知识　爱情三角理论：美国心理学家斯腾伯格提出的爱情三角理论，认为爱情由三个基本成分组成：亲密、激情和承诺。亲密包括热情、理解、交流、支持和分享等内容。激情则主要指对对方的性的欲望，是短暂的，以对身体的欲望激起为特征，包括从伴侣处得到满足的任何强烈的情感需要。承诺是爱情的第三个成分，指自己愿意与所爱的人保持并且主动维持这种感情。这三种成分构成了喜欢式爱情、迷恋式爱情、空洞式爱情、浪漫式爱情、伴侣式爱情、愚蠢式爱情、完美式爱情七种类型。

推荐阅读：罗兰·米勒等著，王伟平译，《亲密关系》，人民邮电出版社，2015年版。

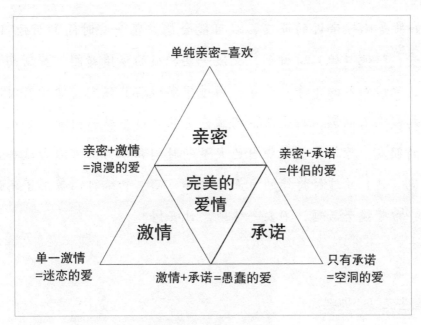

斯腾伯格的爱情三角理论

> 4 本次疫情形势这么严峻复杂，我的一个朋友对此非常焦虑，经常给我发信息表达自己的担忧，担心开学返校是否安全，担心周围是否有病毒携带者，总是和我讨论疫情的负面消息，让我觉得有些压抑和疲乏，不知道该如何回应。

答主一（朋辈达人）

如果是比较亲近的朋友，我可能会愿意花一些时间倾听他（她）的感受，陪他（她）聊聊天，交流一些积极的疫情新闻，如新药物的研发，确诊人数的下降，等等，通过事实缓解其焦虑情绪。有时间可以一起线上看电影，聊生活，将注意力从疫情中转移出来。如果只是一般的朋友，你不希望耗费自己大量的时间和精力，可以尝试告诉朋友，他（她）的这种持续的负面情绪和负面消息给自己带来了不好的体验，希望换个话题，不要一味地忍让安慰。

资料来源：学生群

答主二（心理老师）

遇到这样的情况，回应起来的确有一定困难。一方面，朋友在心情低落的时候，他（她）愿意向你倾诉内心的苦恼，愿意与你分享真实感受和想法，说明你在朋友心中是一个值得信赖的人。有了你的倾听和陪伴，他（她）的焦虑和担忧可能已经得到缓解了，所以也许不需要你回应什么，对他（她）来说，更重要的是有人愿意陪伴，听他（她）倾诉就已经足够了。当然，我们也注意到，你似乎并没有将他

（她）给你带来的压抑和疲乏告知他（她），他（她）或许浑然不觉自己行为的负面影响。因此，建议你想一想，是什么让你选择没有告知他（她）呢，你在顾虑什么，是朋友占用了你过多的时间，影响你的计划执行？还是你朋友的消极情绪已经传染给你，影响到你正常的心理状态，使得你对这些负面信息也无法保持理性客观的认识和解读？还是因为担心他（她）会一直这样下去，或者是你担心自己不能真正帮助对方而感到不舒服。下面我以第一种和第二种情况为例，分析我们可以如何应对。

如果是影响你的计划如期执行，这可能是个时间管理的问题。由于疫情，大多时间我们都宅在家中，但是仍然有很多线上、线下的学习任务和学校工作需要完成。在家中缺乏良好的学习、办公环境，一家人在一起也有可能相互影响，没有规律的学习和工作时间，时间管理容易出问题，学习和工作效率也不高。朋友的这种行为的确占用了你的时间和精力，加剧了原本由于时间管理问题造成的烦躁、郁闷情绪。这种情况下，可以尝试制订时间安排表，确定每天、每周的任务，强化工作时间和休息时间的界限，与朋友商定可以聊天的时间段，甚至可以采用定时使用手机的方式来确保自己计划的有效执行。

如果是朋友的消极情绪干扰到了你自己的心理状态，你可以尝试委婉地告诉他（她）你的真实感受。你不妨这样跟他（她）说："我真心想帮助你，但是好像自己也被你传染了似的，感觉自己心有余而力不足，而且还担心自己耽误你获得科学帮助的好时机，不要最后不仅帮不上忙，反而耽误你缓解焦虑情绪。因为我发现你总是与我交流此类话题，同时也发现咱俩的情绪都会受到影响，对大家都不好，这一定不是你期待的结果。"如果可以，你还可以跟他（她）一起商量，共同寻找怎样缓解焦虑的办法，你也可以建议他（她）咨询学校开通的心理咨询热线。

总之，通过深入探索之后，相信你一定能发现困扰你的真正原因，找出有效的解决之道。

答主三（心理学家萨罗威、玛伊尔）

专业概念　情绪智力：简称情商，这个概念是由美国耶鲁大学的萨罗威和新罕布什尔大学的玛伊尔提出的。情绪智力是指个体监控自己及他人的情绪和情感，并识别、利用这些信息指导自己的思想和行为的能力。在日常的人际交往中，我们频繁地接受着他人的情感信息，也在向他人释放自己的情感信息，我们都在不断地感知他人的情绪。只是在这次疫情中，大家可能恐慌、焦虑、愤怒、无助，这些集中爆发的负面情绪，让我们接触到来自他人的消极情绪的概率瞬间增大，如何处理便成了一个问题。在心理学中，这种能力涉及一个人的情绪智力。

"情绪智力包括一系列相关的心理过程，这些过程可以概括为三个方面：准确地识别、评价和表达自己及他人的情绪；适应性地调节和控制自己及他人的情绪；适应性地利用情绪信息，以便有计划地、创造性地激励行为。"许多人在处理自己或他人的情绪时，并没有完全完成上述三个过程。大多数人能够识别他人的情绪，并且不自觉地受到他人情绪的感染，体验到类似的情绪，但更为重要的是，能够适应性地调节情绪，并激励行为。如同样面对疫情中牺牲的一线医务工作者，我们都会感到悲伤、惋惜、恐惧，但有的人受到他们奉献精神的鼓舞，也想做一名志愿者；有的人看到病毒传染的严重性，防护严格的医院也存在传染的可能性，因此自己生活中更加注重戴口罩，勤洗手；也有人一味地怀疑医院管理有问题，物资不到位。相比之下，前两种行为的适应性更高。因此，面对情绪，尤其是面对消极情绪，尝试将情绪转化为适应生活的行动，往往更有利于维持自己的心理健康，也有助于与他人建立良好的人际关系。

资料来源及推荐阅读：彭聃龄主编，《普通心理学》，北京师范大学出版社，2014年版。

5 父母从小就爱管着我，因为疫情，我和父母待在一起的时间比以往更多。但是我们经常吵架，没有办法沟通，父母看不惯我，我嫌他们太唠叨。现在我不想待在家里，只想快点开学我该怎么办呢?

答主一（朋辈达人）

朋友，不瞒你说，其实有没有疫情，我都经常和爸妈吵架，看开点。但在学校的时候，我却经常想念爸妈的唠叨，还是要好好珍惜这段时光呀！你就适当听听爸妈的话，或许你很快就能发现他们可爱的一面。

资料来源：学生群

答主二（心理老师）

和父母这样长时间朝夕相处，对大多数人来说，可能都是个全新的体验。即使过去也曾与父母有这么长时间的相处，也会出现互相看不惯、想法或行为不一致、严重分歧、矛盾冲突、忍受不了他们的唠叨或啰唆，甚至吵架的情况。但在以往，可能大家会选择出去走走透个气，或者与父母一起参与某个活动，如串亲戚、逛公园或景区、去商场购物等，便可以有效缓解矛盾。这是因为外部环境的开放性、与自然的亲密接触和联结、与家庭以外的亲朋好友的交往，能使我们的心情豁然开朗。然而，疫情期间，我们大家都只能宅在家里，封闭的环境、相对固定的现实人际互动，加之不容乐观的疫情现状，对每个人的心情影响确实还是比较大的，所以你出现这样的想法和反应是特殊时期非常正常的反应。我们和恋人、同龄朋友长时间待在一个相对封闭的地方，同样也会产生冲突。更何况父母和我们出生在不同的年代，无论是三观还是思维方式都是存在差异的，甚至差异还比较大。在疫情结束前，我们仍然要与父母继续相处，因此我建议你利用这次机会学习一些有效沟通技能，增进亲子感情。你不妨尝试这样做：

1. 用心倾听并理解父母，尝试与父母坦诚沟通。我们可以通过换位思考，尝试站在父母的角度，用心、耐心地倾听父母是怎么想的，思考他们啰唆的背后想要表达怎样的想法，尝试理解父母的心意，否则你可能永远也不知道父母内心真正的需要。很多时候，父母总是站在你是孩子、他们是家长的角度来看待问题。因为他们为你提供了一切，从小管教你，早就习惯了这样的相处模式，但他们根本没有意识到，进入大学的你其实已经成年了，很多事情你已经可以自己做决定了。你可以适当地在日常家庭生活中主动承担家庭责任，表达你的真实想法，目的就是要让父母看到你确实已经长大了。你还可以站在家庭发展的角度、自我职业生涯发展的角度思考问题，来获得父母的信任和肯定，接着再开诚布公地和父母聊聊，这样也许更容易得到他们的尊重和理解，从而达到改善亲子关系的目的。

2. 相信父母是爱自己的，接纳现状在目前不失为最好的应对方式。和父母无话不谈，像朋友一样相处的家庭关系确实让人羡慕，但这样的亲密关系就一定适合你吗？有的时候父母和我们年龄差距大，生活经历也有很大差异，可能感兴趣的地方根本就不一样，聊不来也是很正常的，只要找到你们相处舒服的模式就好，合适的才是最好的。最重要的一点你要记住，那就是无论如何父母都是爱我们的，很多时候，你待在家里陪着他们，他们就很满足了。你们家的沟通模式已经形成很久了，尽管有争吵，也比没有沟通要好。因此，我们要学会暂时接受当下的沟通模式，即使将来你们都准备好改变了，也请记住那不是一蹴而就的事，给自己和父母一个逐步改变的机会。

3. 相信自己，做你自己。心理学研究表明，一个人只有在追寻自己认为有意义的事情时才会感到幸福快乐。有的时候父母的看法都会有些局限，他们的话和观点并不一定是对的。比如，父母常常会给我们分享一些微信上的"爆款"文章，有些文章是虚假的，但他们却津津乐道，只要对你和他们的生活没有太大影响，就没必要揭穿或反驳，你自己知道真相就好。又或者是父母逼迫你考公务员、找男（女）朋友等，你只要明白自己想要的是什么，按部就班地来，做自己便好，因为漫长的人生中为自己负责的是你自己。我们可以学习彼得·巴菲特，他坚持自己的音乐梦想，最终成为著名的音乐家和慈善家。值得我们注意的是，我们的确需要学会一些必要的技能来获得父母的理解和支持，比如，你可以提高共情能力，贴切地理解父母的感受，最终让父母心甘情愿地支持你的决定，这样对于你将来真正地做自己、对于你的职业生涯发展是大有裨益的。

答主三（心理学家马歇尔·卢森堡）

专业概念 非暴力沟通（nonviolent communication）：又称爱的语言、长颈鹿语言等。马歇尔·卢森堡博士发现了神奇而平和的非暴力沟通方式，通过非暴力沟通，世界各地的无数人都获得了爱、和谐和幸福。"它的目的是通过建立联系使我们能够理解并看重彼此的需要，然后一起寻求方法满足双方的需要。当我们褪去隐蔽的精神暴力，爱将自然流露。"在和父母沟通的时候，我们可以尝试使用非暴力沟通，来促进我们的亲子关系。

资料来源：［美］马歇尔·卢森堡著，阮胤华译，《非暴力沟通》，华夏出版社，2009年版。

3.5 心理韧性超话

> **1** 经历了这次疫情，我觉得从国家到个人，承受挫折的能力都十分重要。我看到很多一线抗疫人员在面临个人伤痛的同时很快返回工作岗位，十分感动，我也希望能磨炼自己的耐挫折能力和韧性。我觉得自己挺脆弱的，能做些什么来提升自己这方面的能力呢？

答主一（朋辈达人）

的确如你所言，这次全国范围的疫情，对国家和我们都是一次大的挑战，令人欣慰的是，面对挑战，你在站起来积极应战，你希望自己能变得更加坚强，变得有力量，希望自己能发光发热。那些坚定地向着武汉出发的"逆行者"们，那些医务工作者、武警官兵，普通货车司机……他们或许也是带着这样一种想法和信念出发的。能在困难面前找到发光的方向，寻求一个积极的改变，让我们先为这样的自己点个赞。

资料来源：学生群

答主二（心理老师）

谈到耐挫折力和心理韧性，往往都与具体而真实的困难有关。以这次疫情为例，得益于网络的发达和信息的畅通，我们每天都能刷到各种新闻。我们关注钟南山团队、李兰娟团队的研究进程，我们见证着火神山医院的从无到有。在抗击疫情的第一线，还有太多我们叫不出名字的普通人，有坚持为武汉医院供应盒饭的小餐馆老板，有春节就上班赶工的口罩加工厂工人，有自告奋勇去湖北运输物资的货车司机，有挨家挨户走访调查外来人口的社区工作者，以及虽然有些烦躁焦虑，但宅在家里、不造成人口聚集、不给国家添乱的我们。我们要抵抗挫折，就是要踏踏实实、认认真真地做好我们最基本的工作，不是只有轰轰烈烈才叫奉献，不是遍体鳞伤才叫抗争。找到自己的定位，如医生治病救人，超市保证供给，学生坚持学习，这可能是我们发光发热的出发点。在这次疫情中，找到自己可以做什么，并努力去完成。"纸上得来终觉浅，绝知此事要躬行"，正是告诫我们要行动起来，方得成效。

显然，做好自己的分内之事并不是件易事，可能会有物质条件的限制，可能有被打击的挫败感，如问题中所说，可能面临的是亲人的离世，自己的生命受到威胁，我们想寻找一个力量的来源，让我们坚持下去，责任感可能是这力量之一。来自社会的责任，为人子女的责任，对自己的责任，给了我们不放弃的理由。

当然，不要忘了朋友、亲人的力量，在这次疫情中，我们不要当独行者。烦恼的时候、被打击的时候，别忘了从小伙伴身上寻找理解和温暖。我们不是超级英雄，别对自己太过苛刻，困难，害怕、沮丧、努力后失败，都是正常的，寻找原因，解决问题，继续向前。同样，有所收获、有所感动的时候，也别忘了和小伙伴分享，彼此温暖更有力量。

答主三 （心理学家王平）

专业概念 心理韧性（resilience）：是指个体遇到重大压力事件和日常烦恼事后身心平衡状态被打破到重新恢复平衡的动态发展过程。从积极心理学的角度出发，一个能耐受挫折的人往往是有较强心理韧性的人。大学生的心理韧性由五个维度组成，分别是积极未来取向、父母理解支持、积极认知、思考总结和社会支持。当个体遇到外界发生较大变化的环境时，认知、情绪、行为等心理反应则处于一种应激状态，但这种状态是一种动态形式，有其伸缩空间，它会随着环境变化而变化，并在变化中达到对环境的动态调控和适应。心理韧性是可以发展的，保护性因素丰富的个体心理韧性水平早期较高，为后天发展提供较好的基础，但心理韧性的持续发展离不开后天的努力和学习。如何提高心理韧性，我们不妨从以下七个方面试一试。

第一，直面困难和压力，正视现实，停止逃避。当我们感受到压力时，先明确压力来自哪里，是什么人或什么事让自己感到陷于困境之中。

第二，聚焦于当下，关注当前面对的是怎样的事件，关注自己此刻的感受，尽可能清晰地了解自己有哪些资源，又有哪些限制。不要过多地被过去的经验，尤其是失败的、带有负面情绪的经验所牵绊，正如"一朝被蛇咬，十年怕井绳"。也不要想象过于遥远的未来会发生什么事情，未来往往是不可控的，而不可控感会让人紧张、恐惧，影响个人资源的调动。

第三，学会主动管理消极情绪，做情绪的主人。情绪往往是事件所引起的，对挫折事件的合理归因，可以帮助我们从失败中吸取经验教训。兼顾外部归因和内部归因，发现外部环境问题，可以尝试改变环境，在一定程度上减少自责、内疚和对自己的消极自我评价；而发现自身的问题，则能激励我们提升自己。

第四，学会认知重构，养成积极认知思考的习惯。积极认知是指个体在一定程度上，对未来抱有积极预期的思维过程，积极认知与行为存在一定的内在联系。积极认知是一种解释风格，面对生活，尝试对未来抱有积极的预期，相信自己能成功，我们更有可能通过持续的努力来达成预期的目标，心想事成未必只是一句美好的祝福。

第五，学会求助，充分利用可得到的有效社会资源。俗话说，尺有所短，寸有所长。求助他人不是懦弱无能的表现，相反，在合适的时机，用合适的方法，寻求有效的帮助，是一种能力，是强者的表现。在求助之前，要先经过自己的探索尝试，合理选择有能力提供帮助的对象。

第六，定期思考总结，提炼有效应对困难和压力的经验与智慧。过去已经发生过的事情，如果直接抛在脑后，那只是回忆与经历；从过去的事件中，反思分析，吸取教训，才能称之为"经验"。反思自己成功或失败的原因，总结一类事物的规律，发现自己的优缺点，都是不错的切入点。

第七，主动与父母沟通，获得父母的理解支持和社会支持。良好的心理韧性也有赖于他人的支持，其中父母的理解支持对大学生而言尤为重要。将自己的想法、困惑主动与父母分享，聆听父母的想法和建议，争取父母的理解与支持。此外，我们也可以寻求更多人的肯定与帮助，这就是社会支持。学校、社区，甚至是网络，都可以是支持与力量的来源。但是在网络平台上，要注意保护自己的隐私和信息安全，不要过分披露私人信息，防止被恶意利用。

资料来源及推荐阅读：王平著，《大学生心理韧性发展过程及干预研究》，苏州大学出版社，2017年版。

> **2** 因为这次疫情，我们实验室的研究生们至少要推迟两个月开学，以往我们大年初七就开始做实验了，而现在这样我的实验设计进度就赶不上按时毕业了。虽然延期毕业在国计民生的大问题面前不算什么，但它的确打乱了我所有的计划，因为实验比较复杂，我并没有提前找工作，已经失去了很多机会，现在又面临更长时间的等待。虽然导师和同学也能相互支持、理解和安慰，但对于我来说，确实是从天而降的一个大挫折。因为实验不能做，我即使着急也没有办法，爸爸妈妈说我像变了一个人。怎么才能调整过来呢？

答主一（朋辈达人）

最近我也会有类似的担心，不过看样子好像我们年级所有毕业班都面临这个实验延后的问题，大家都是在一条战线上的。也许我们因此失去了很多工作机会，但是目前距离毕业还有几个月时间，仍有一些工作机会可供选择。最后即使我们没有找到工作，还可以选择继续深造或者在家提升自己，等待下次的招聘时机（毕业12个月以内都算应届毕业生）。不过我们现在也有很多事情可以做，我最近在家养精蓄锐差不多了，已经开始准备看一些文献来完善我的实验了，到时候一开学就要马不停蹄地做实验写论文了，我觉得好好计划的话肯定没有问题的，你也加油哦！

资料来源：学生群

答主二（心理老师）

突如其来的疫情的确给每个人当头一棒，从你的描述中，能够感受到你受到的困扰确实不小。目前，正如你所说，这个挫折是客观原因引起的，凭一己之力暂时无法彻底改变现状，但是我们也看到，我们国家正在举全国之力共同抗击疫情。尽管这样，这次疫情不仅仅影响到了某一个人或某一群人的工作、学习、生活安排。对于你来说，计划被打乱，超出自己的预期，学校和老师也都知道这些情况，大家都在尽力而为。对于我们每一个人来说，目前我们能做的事情就是如何来补救或缓解这样的现状。我了解到你目前不能做实验，但也许你可以尝试做点自己可以掌控的事情，希望下面这些建议能帮到你。

第一，主动学会放松，保持情绪稳定。突如其来的灾难性事件必然会导致我们的情绪产生强烈的反应，这是很正常的反应。相反，如果没有任何的情绪反应，才是不正常的。但是，我们每个人都有调节情绪的能力。因此，无论是焦虑、烦躁、无奈、不安、惶恐等负面情绪中的哪一种，经过一段时间后，一般都会逐步缓解。如果你的负面情绪不仅没有得到缓解，甚至在一段时间内愈发强烈，可以学会运用一些放松训练来帮助自己平复和稳定情绪。常用的放松训练方法有呼吸放松法、肌肉放松法和想象放松法，这些方法使用起来没有什么限制，并且能有效地缓解负面情绪。但关键在于，当你的负面情绪来袭时，你要能记得你有这样的办法来对付它们。

第二，转移注意力，为所乐为和愿为。在这个特殊的假期中，你可能很容易就会想到"本来这个时候我应该在……"继而就想到之后会产生的连锁反应结果，然后各种负面情绪就随之而来了，最终导致你一整天都没办法认真做事。那我们不妨在源头就切断这条"反应链"。当你开始联想到"本该……"的时候就赶紧给自己找点别的事情做做，最好是能引起你兴趣的、令你感到愉悦和有收获的事情，比如听自己爱听的歌曲，看自己一直想看的电影，或者吃点好吃的，帮助自己用愉悦的事情来替代烦恼的想法。更理想的情况是，你能够提前安排好一天的计划，让自己有条不紊地行动起来，而不是让那些消极想法钻了空子。

第三，厘清事实和想法，为所能为和可为。当我们感到担心时，要学会区分自己担心的部分哪些是事实，哪些是自己的推测和想法。因为这次疫情，实验室推迟开工，这是目前的事实；而自己的实验会来不及，甚至毕业也会受到影响，是你的主观推测，并不是已经存在的事实，只是一个你认为很有可能出现的结果。那我们与其被还没发生的事情困扰，还不如想想现在能够做些什么来扭转这个只是看起来有可能发生的将来，例如，可以关注实时的学校信息。各行各业在本次疫情中都受到了很大程度的影响，这已经不是你一个人的小事了，所以教育部和各大高校也都会考虑在疫情之后如何帮助学生们顺利完成学业、走上就业岗位，目前很多企业、学校等也已经开始网络招聘了，后续毕业生实习与毕业论文等问题的调整也正在积极筹备中。现在的你虽然没有办法直接做实验，但可以逐步完善你的实验计划，和导师讨论实验设计的优缺点以及可能发生的问题，查漏补缺，通过免费开放的学术平台完善理论储备，提高开学后实际操作时的效率。另外，你还可以利用这段时间去思考尽可能多的对策，多准备些备用方案和补救方案。正所谓磨刀不误砍柴工，在这样一个过程中，前期投入的准备工作不仅有助于后期更高效地完成实验，同时也锻炼了你预见可能发生问题的能力和应对计划突变的能力，而这些能力对于你来说将终身受益。当我们把这次的灾难遭遇看作一次挑战，更多地发掘在其中我能学到什么、我能成长多少，更多地抱着积极的态度去克服困难，也许你的焦虑、担忧情绪就会得到缓解。

第四，与过去成功应对的经验主动联结，为所适为和当为。也许之前我们并没有遇到这样突如其来的巨大变化，但我们一定遇到过计划被影响的情况。那么，请回忆一下，之前在哪些情境里也有过类似的想法和感受，当时的你是用了什么方法从而渡过难关、调整心情、走出困境的。这些我们曾经使用过且有效的方法是我们内心宝贵而强大的资源，试着去回忆、尝试，向那个曾经成功应对困难的自己讨教一下经验，你就知道自己此时做些什么是适当的，或者在过去经验的基础上，发展出创造性的适应性行为。

答主三（心理学家艾利斯、韦斯特）

专业概念 不合理信念：艾利斯在情绪ABC理论中提出了11种不合理信念，心理学家韦斯特根据这11种不合理信念总结出了三大特征，即绝对化要求、过度概括和糟糕至极。

绝对化要求是指人们以自己的意愿为出发点，对某一事物抱有认为其必定会发生或不会发生的信念，它通常与"必须""应该"这类字眼连在一起。有这样信念的人极易陷入情绪困扰中，因为客观事物的发生、发展都有其规律，是不以人的意志为转移的。

过度概括是一种以偏概全的不合理思维方式的表现，它的一个方面是人们对其自身的不合理评价，以自己做的某一件事或某几件事的结果来评价自己作为人的价值，其结果常常会导致自责自罪、自卑自弃的心理及焦虑和抑郁情绪的产生。过度概括的另一个方面是对他人的不合理评价，即别人稍有差错就认为他很坏、一无是处等，这会导致一味地责备他人，以致产生敌意和愤怒等情绪。

糟糕至极是一种认为如果一件不好的事发生了，将是非常可怕、非常糟糕，甚至是一场灾难的想法，这将导致个体陷入极端不良的情绪体验，如耻辱、自责、焦虑、悲观、抑郁的恶性循环之中。当沿着这条思路想下去，认为遇到了百分之百的糟糕的事时，很容易把自己引向极端的不良情绪状态之中。

3 这次突如其来的疫情让我有了很多空余时间，可是我的学习效率反而变低了。即将面临毕业，毕业论文却迟迟没有写完，每天总是不紧不慢地写一点，没有什么紧迫感。原本还给自己计划了很多事情，也都没有完成。我对自己的这个状态不是很满意，我知道自己应该抓紧时间把论文写完，但就是一直在拖延。我该怎么办呢？

答主一（朋辈达人）

突然有了大把的时间确实很容易让人放松，如果你之前都处于紧张的学习状态，那这个时候让自己放慢一点节奏也不是坏事。你可以尝试循序渐进地找回全神贯注的状态，而不是要求自己立马就像开了学一样，这样说不定反而能有不错的效果。

资料来源：学生群

答主二（心理老师）

在现代社会中，"拖延"似乎成为我们很多人形影不离的"好朋友"了。你不希望它存在时，它也总是黏着你，甩都甩不掉。一方面，这其实也是普遍压力大的现代人的一种回避策略；另一方面，之所以很多人想要改变它，是因为拖延这个行为本身会给人们带来不少的负面情绪，如焦虑、自责、痛苦、抑郁、内疚等。当你发现自己在拖延需要完成的任务时，你会对自己感到不满，或者当剩余的时间已经不多时你则会开始变得烦躁不安。这些负面情绪会大大降低你的正常学习和工作效率，让你无法完全投入当下的学习、工作任务中去，这样一来，你会变得更焦虑、更烦躁、更不想做事，很容易陷入恶性循环。

在现实学习、工作和生活中，很多人会把拖延归因为懒惰作祟，或是缺少规划、没有时间观念。其实不尽然，有些人的拖延行为背后可能存在尚未明了的更深层次原因，甚至连本人都很难意识到，在心理学中称之为潜意识冲突。例如，有些人是害怕任务本身，压根儿不想去做；有些人是为了等自己完全准备充分了再开始，可能存在完美主义情结；而有些人在"死期（deadline）"到来前的那一刻工作效率最高，他很享受这种短时、高效的高峰工作体验带来的满意感和成就感，因而嘴上说着想改变但没有任何实际行动。因此，只有找到自身拖延的真正根源，才能更有针对性地去调整自己的行为。当然，也可能有的人会给自己一个很好的合理化退路，拖到最后一刻，匆匆完事。如果完成得质量不高，又会给自己一个合理化的理由，因为我在那么短的时间完成的；如果完成得质量高，自己则会增强自我效能满足感。无论如何，拖延行为都显然不是一个好的应对策略。为了更科学地与我们的拖延行为说再见，我们不妨试试下列方法。

首先，确立一个可操作的、务实的目标。不是"我要停止拖延，我决不再拖延"这些响亮的口号，而是具有可操作性的、直接具体的"我要在3月1日之前把论文的主体部分写完"这样的目标。其次，你要试着将你的目标分解成具体的、短期的目标。不是"我今天要写2000字"，而是"我今天要整理相关文献并概述完毕"。再次，要现实地、而不是按自己的意愿对待时间。问问自己，我真正能够投入这个任务多长时间，不是想着"今天做不完，明天还有很多时间可以去做"，而是"我来看看今天几点开始做，我应该预留多少时间比较合适"。最后，要学会去欣赏你一路上的脚步，聚焦于你的努力，而不是结果。

答主三（心理学家菲利普·津巴多）

专业概念 1. 期望过高理论（exorbitant expectation）：个体的期望推测，往往与实际情况存在较大的差距，出现与实际不相符的状态。很多人拖延的一个原因是对自我的能力期望过高，而把事情想得过于简单，认为完成这件事不需要花费过多的时间和精力。这就导致他们经常会被外界的诱惑所吸引，比如朋友喊吃饭，或去参加娱乐活动他们便一口答应。即使任务没有完成也不会过多担心，因为他们觉得等到回来后再做也不迟。等到真正做时，才发现事情远没有自己想得那么简单，是很费神费时间的，结果只能一拖再拖。

2. 不值得定律（unworth）：即不值得做的事，就不值得做好。人们在面对一件自认为不值得做的事情时，往往敷衍了事，不会太用心去做，往往拖到最后一刻才去完成。比如，别人交代了一件吃力不讨好的事，对自己没有任何好处和意义，并且帮别人做完后，别人不仅不会感激，甚至还会觉得理所当然，从而没有了积极性，而采取消极回避的态度。因为觉得不值得去做，所以能拖到什么时候就拖到什么时候。

3. 惯性定律（law of inertia）：任何事情只要持续不断地去加强它，终究会变成一种习惯。当人们习惯了往后拖延，就养成了拖延的习惯。比如，即使早上肚子饿得咕咕叫、渴得口干舌燥也不愿意起床去弄点吃的、倒杯水喝，仍然一直躺在床上玩手机。

资料来源及推荐阅读：［美］菲利普·津巴多等著，《津巴多普通心理学》，中国人民大学出版社，2008年版。

---

4 因为这次疫情，研究生复试可能会被推迟。现在距离复试的时间应该很长，应该有更多时间准备，但总觉得面试之前的焦虑、紧张也被延长了。我现在焦虑得无心学习，怕学过的、准备的东西到时候都忘了，反而发挥不出更好的水平。我该怎么办呢？

答主一（朋辈达人）

朋友，经历过复试的我明白你的紧张，我复试前紧张得一夜都没有睡着，但还是成功上岸啦！其实紧张大家都有的，但按部就班地学习，打好基础，长期坚持，耐心等待，胜利就离你不远啦。祝你早日成功！

资料来源：学生群

答主二（心理老师）

对大部分人来说，在重要情境中等待时我们往往处于高唤醒水平，是最容易感到紧张、焦虑的，这是人们对于未知的、不确定结果的重要事件的正常反应。相反，如果我们没有一点点的紧张反应，那可能不是人们的常见反应。可以获得复试机会，说明你已经在初试的竞争中成功晋级，对于考研这件事你已经取得了一半的成功。你之所以担心、焦虑，可能也意味着你对于取得成功的期待比较高、愿望比较强烈。当我们对好的结果期待越强烈，我们则会越紧张。当我们把期待好结果的聚焦转为对复习准备过程的聚焦，也许因疫情延长而有更多的复习时间恰恰成为一种有利的条件，成为一个让我们可以获得更大提升的机会。因此，我们可以尝试利用这个时间巩固自己以往学习过程中觉得重要的部分，进一步学通弄懂自己知识上的薄弱点和还没来得及弄明白的部分，做好更加充分的准备。如果可以做到这样，那么在复试时，只要我们自信、大方地把真实的专业素养和已经掌握的部分正常表现出来，一定会取得理想的成绩。

这里再推荐三个小技巧，希望对你有帮助。第一，接纳适当的焦虑情绪，静心复习，做好充分扎实的准备。第二，保持平常心，做自己当下能做的事。我们可以尝试将复试中的面试当成另一场考试，把它当作一个学习交流的过程，保持一颗平常心去对待即将来临的复试。另外，当我们感到焦虑、学习效率受到明显影响时，不妨放松一下，做自己想做的事，比如睡睡懒觉、看看电影，休息充分后再继续投入复习。第三，提前熟悉流程，尝试模拟复试。一方面，可以把自己认为重要的问题写在纸条上，然后抽签，再回答这些问题。另一方面，我们可以去报考学校的官网下载该校可能参加复试老师的照片，对着老师的照片回答问题。还可以把自己回答问题的过程用手机录视频，这样可以回看，发现自己回答得好的地方和回答欠妥的地方，然后再去改进。这样，也许当你进入复试教室的时候，会有一种熟悉感，从而缓解紧张、焦虑的心情。疫情期间，我们也可以邀请父母担任模拟面试官，请父母为我们打分，请他们观察自己的回答用词是否恰当，肢体语言是否得体，不断完善，这样到复试时，你将会胸有成竹。

答主三（心理学家贝里尼）

专业概念 唤醒理论（arousal theory）：即环境刺激对人产生的直接效果是提高唤醒水平，无论刺激是令人愉快的还是不愉快的，对提高唤醒水平的作用是相同的。该理论认为，个体活动空间逐渐缩小时，其唤醒水平随之上升。唤醒的偏好水平是个体行为的决定因素。一般人偏好中等唤醒水平，可以导致最佳唤醒，而过高和过低都将导致不好的表现。在疫情期间，由于个人活动空间变小，唤醒水平过高造成了很大的压力，产生焦虑，导致无法正常学习。

推荐阅读：胡正凡、林玉莲编著，《环境心理学》，中国建筑工业出版社，2018年版。

3.6　希望、乐观超话

1 我一看到那些负面新闻就容易沮丧，虽然正面的报道也很多，但是我总是喜欢关注负面的，再正能量的事情也很难影响我。我是不是很悲观，该怎么改变呢？如何做一个乐观的人？

答主一（朋辈达人）

首先，要明确一点你并不是一个悲观的人。在疫情期间，关注社会上发生的一些不好的事情会感到沮丧，这其实是一件很正常的事，同时本身也是一件正能量的事。正是因为这些负面情绪的产生，促使我们去思考、去行动，去改变现状，而不是做一只温水中的青蛙。并且在这种关键时刻，关注负面的消息在一定程度上可以帮助我们提高警惕，更注重防护，有助于我们更好地抗击疫情。我觉得这样关心国家的你，真的很不错！推荐你观看一个抗疫小视频，相信你看完后心情会好很多（观看视频请扫描二维码）。

资料来源：学生群

答主二（心理老师）

新闻内容本身并没有正面、负面之说，内容就是那些客观的文字，之所以被我们称之为"正、负"，实质与我们阅读新闻之后的感受有关。阅读新闻后，大多数人都会有正性情绪反应或负性情绪反应，也或者是中性反应，那么相应的，人们就习惯地把新闻进行分类。负面新闻在任何时代、任何国家都会有，并不只是此次疫情下才独有的，因为这个世界本身就是不完美的。正如狄更斯在《双城记》中所说："这是一个最好的时代，也是一个最坏的时代。"在社会新闻中，负面新闻好像占了不少，因为负面信息更容易博人眼球，更容易被人们记住。负面新闻正是抓住了这一点，但是这些报道只是个别现象或者少数现象，生活其实并没有那么糟糕。关注负面新闻也不一定是坏事，也有它的积极意义。在疫情期间，负面新闻背后暗藏带来改变的希望。如有很多人利用网络表达了自己的无助，正是因为大家的关注，这些人大多得到了救助。比如一个不会用手机的爷爷，为了救自己的孙女愣是学会了发微博，最后一家人都得到了救助。这些负面新闻，的确会引发我们的负面情绪，但同时也给我们带来有效的帮助。因此，关注负面消息并不一定完全是坏事，当然更不能因此就说你是悲观的人。但是，如果发现自己经常过度关注这些负面消息，当感受到负面消息对你的情绪产生了很大影响，影响到你的正常生活、工作、学习和与人交往了，那你就要慎重考虑一下，采取合理的措施做些适当的调整。在生活中，如何做到不过度关注负面新闻？我们不妨采取下面的方法。

第一，有目的地控制浏览负面信息的时间和频次。大数据下的信息时代，我们接触的信息量是以往任何一个时代都没办法比的。在各种技术的发展下，各大平台都会在海量信息中根据你浏览的内容、喜好，智能推送为你量身定制的浏览内容。我们浏览的负面信息越多，推送的就越多，然后开始恶性循环。当我们浏览的负面新闻少了，推送的也自然就会变少了。我们身处信息社会中，很容易形成信息茧房。长期生活在信息茧房之中，容易使人产生盲目自信、心胸狭隘等不良心理，必然会将自己的偏见认为是真理，这是一种偏执的不合理思维。在这样的情况下，当我们浏览到积极正面的新闻时，我们甚至会产生抗拒或怀疑，认为这些新闻都是假的，或者觉得事情可能根本没有这么美好。因此，我们可以有意识地控制一下关注负面消息的时间和频次，控制在自己能够承受的范围内，最好不要睡前看，容易影响睡眠。我们甚至可以采用适当的隔离模式，比如我们果断放下手机，陪家人聊聊天。

第二，学会辨别分析新闻内容，培养自己的理性思维。如果不看这些新闻会让你感到焦虑，那你就要学会辨别新闻的真假。那么我们如何培养自己的理性思维能力呢？从发展心理学角度说，理性思维的发展是随着年龄的增长而不断提高的。作为大学生，一方面我们要增强辨别是非的能力，多问自己几个为什么，培养自己思维的缜密性和严密性；另一方面，当我们学会理性看待发生在疫情期的信息，不仅可以帮助自己保持相对平和、稳定的心态，也可以为家人或者身边的其他人做好榜样和引领，而不是盲目从众。因此，我们在看新闻时，要做自己情绪的主人，多想想为什么，多思考新闻事件发生的背景，避免绝对化、过度概括和糟糕的片面认知。

第三，学会接受并面对既发事实，主动改变自己。因为事情已经发生了，并不会因为你的负面情绪而消失。与其陷入这种情绪中，不如找一些自己喜欢做的事或是多想想身边发生的有趣的事，看看身边的美好。这次疫情让我们有机会和家人长时间待在一起，我们可以尝试利用这次机会和父母多沟通，多交流自己的想法，多说说自己的心里话，多关心父母的心理需求，多为父母分担一些家务等。我们还可以充分利用这段时间做自己感兴趣的事，比如学习外语、画画、看书，还可以看看没有时间看的电视剧、电影、漫画，充分放松。

第四，学会欣赏自己做得到的和做得好的部分。沮丧是因为发现自己现在的能力不行，无法改变一些不合理的事。如果我们一直想着那些不能改变的事，只会让自己感到痛苦。我们不妨做一些力所能及的事，比如为所在的社区做一些防疫工作，或是在网络上为感染隔离的人说一句鼓励的话，哪怕是乖乖地待在家其实都已经为社会做出了贡献。日常生活中，我们要善于发现自己做得到的事情，特别是那些容易被你忽略的"小事情"。其实，你能坚持把"小事情"件件都做好，已经是很了不起的"大人物"了，因为大部分人的生活就是由"一地鸡毛"的生活琐事组成的。

答主三（心理学家贝斯特）

专业概念 选择性注意（selective attention）：心理学家们发现人的注意具有选择性特点，因此对信息存在一种选择性注意倾向。因为个人不可能同时注意所有呈现的刺激，总是有选择地注意某一刺激而忽视同时呈现的其他多种刺激。例如，课堂上的学生不可能、也不应该对作用于他们视觉和听觉的所有刺激都做出反应，正常情况下只是集中注意力在教师的讲授或演示上。根据认知学习理论，注意过程是一个主动的过程，选择性注意所指向的对象是受个体原有认知结构影响，也可能受个体的当下的情绪情感和目前的处境影响。当前，全国人民都处在疫情的应激情境下，仍然处于警觉期，这样，我们对疫情中的负面信息自然会关注相对多一些，这也是帮助我们自己减少伤害、增强安全和稳定的方式之一，是不正常反应中的正常表现。

推荐阅读：[美] 贝斯特著，黄希庭等译，《认知心理学》，中国轻工业出版社，2000年版。

2 怎么才能避免"不管我怎样努力都是没用的"这样的无力感，过有希望的生活呢？

答主一（朋辈达人）

不管怎样努力都没用，那就先不要努力了，这样你就不必浪费精力，浪费时间，浪费金钱，可以好好休息，好好放松一下，放空一切，养精蓄锐。没准儿在休息放松期间，你会意外发现更有效的行动计划，看上去没有努力，说不定恰恰能够在你的看似"无为"中"有效"呢！祝你好运！

资料来源：学生群

答主二（心理老师）

当我们发现"不管我做什么努力都没用"的现实时，无力感是比较常见的反应。此刻，我们常常会感到，我们对自己的生活似乎完全失去控制了，感觉自己已经不能主宰本可以掌控的一切了。不仅如此，我们的视角常常聚焦在"我很努力，但无效"的行为反馈上，当这样的事情频繁发生后，就非常容易导致人们产生失望感和无助感。如果持续处于这样的状态，我们可能会降低自我评价，怀疑自己的能力，严重的甚至会怀疑自己是不是变笨了、变傻了，更容易胡思乱想，寻找一些证据证明自己真的没有希望了，还可能会出现抑郁、焦虑等负面情绪。那么，在这种情况下，我们可以做些什么让自己重新燃起对生活的希望呢？不妨尝试以下的事情。

1. 回顾你已经做了哪些努力，并把它们都如实记录下来。从当你有这种"不管我做什么努力都没用"的感觉开始到此时此刻，细细回顾和梳理一下，这一段时间你都做了哪些努力。无论你回忆起来的做的努力是什么，建议你事无巨细地、一股脑儿地全部记录下来。

2. 请关注你当下的感受。当你记录整理完这些所做的努力后，你有什么感受？无论你有什么感受，都好好地在那种感受里待一会儿，允许自己看看那一份感受，可能有的感受你并不欢迎它，有的感受你希望多出现一些，但那都是你的真实感受。有的人会感到惊讶，有的人会感到自己很了不起，佩服自己，发现自己全然没有觉察，不知不觉竟然做了那么多的事情，好像并不是都没有用的事，有的事情好像还是蛮有意义的。如果你有这样一些新的发现，那以后再遇到类似情况时，请你找个安静的地方，不受打扰地梳理和记录一下自己所做的事情，关注自己的感受，聚焦于那些让你觉得有意义的事情，并回顾那些有意义的事情是在什么情况下做的，在那样的情况下是怎么完成那些有意义的事情的，这对你树立信心、重新认识和评估自我、燃起新的希望很有借鉴和指导作用。也许有的人依然无助，仍然觉得自己做的事情都无用，那就请你接着往下看吧！

3. 尝试从现状中抽离出来，从不同角度检视自己的行为。如果这样的事情发生在你最要好的朋友身上，他（她）来向你倾诉，你将给他（她）什么建议呢？这些努力真的没有用吗？如果一直没有用，又是怎样坚持到今天的呢？旁观者清，他们可以帮助我们增强自我觉察和自我反思能力，保持更理性、中立的视角看待发生在自己身上的事。

4. 寻找日常生活中有用的例外行为。哪怕只是一点点的、一丝丝的用处，或者哪怕在任何一个时间点或一刹那是有用的，甚至只是在最初的期待和意愿上是有用的，都是非常可贵的。当找寻到这份有用的例外时，仔细回忆那样的例外行为是如何发生的，如何完成的，如何让自己感到有用的，记住那个有用的感受和过程，借鉴这样的行为，尝试发展新的有用行为。

5. 尝试改变一点点，逐步积累，不断增强信心、获得希望。在尝试改变时，建议关注行为中有用的部分，值得肯定的部分，不断鼓励自己，哪怕微小的尝试和改变都是十分有意义的。日积月累，在尝试和改变过程中，不断总结有用行为发生的经验，用来指导未来的计划和行动，用事实说话，你就能够获得信心与希望。请记住，从小小的改变走向更大的变化，坚持不懈，一定会过上你想要的有希望的生活。

答主三（心理学家塞利格曼）

专业概念 习得性无助（learned helplessness）：指个体经过多次尝试仍不成功的失控经历和心理受到创伤后进入的消极无助无望的状态。1967 年，美国心理学家塞利格曼在研究动物时发现，最初把狗关在笼子里，只要蜂音器一响，实验员就会给狗施加难以忍受的电击。当关在笼子里的狗无法逃避电击时，最初会在笼子里乱窜、横冲直撞、惊恐哀叫。而多次实验后，蜂音器一响，狗就趴在地上，惊恐哀叫，但不再狂奔乱撞了。后来，实验员在施以电击前，把笼子的门打开，此时的狗不但不再有逃跑表现，而且在电击尚未出现时，直接倒地呻吟和颤抖。像这样，狗本来可以主动逃避，却绝望地等待痛苦的来临，这就是"习得性无助"。塞利格曼提出，动物在面对不可控的痛苦情景时产生了"无助感"后，如果不积极应对，这种无助感会变得越来越严重，直到影响到它们对可控的应激情境的有效应对反应，丧失了学习有效应对行为的能力和动机。因此，当意识到自己出现无助感后，我们需要积极主动地学习有效的应对方式，积极寻找自己曾经如何做到有效应对的过往经验，帮助自己树立信心。通过不断尝试，一定会拥有自己想要的充满希望的生活。

资料来源及推荐阅读：钱铭怡主编，《变态心理学》，北京大学出版社，2006 年版。

---

3 俗话说，希望越大，失望就越大。为了避免失望，我总是对任何事都不抱什么希望。以前没觉得这样不好，可是这次疫情让我发现我和同龄人越来越不一样了。我的闺蜜总是设想将来在我们读书的城市买个风景好的大房子，而这里的房价近乎是老家房价的 3 倍。她带着这份憧憬，积极做兼职、找工作，年初就拿到一个不错的 offer，可能真的可以实现她的"大房子梦"。我在反思，是不是一直不抱希望的这种防御，也让我失去了积极的生活态度呢？可是我现在真的很难一下子有她那种感觉。受这次疫情影响，我就干脆不投简历了，觉得反正我资历平平，企业又受到了疫情的影响，要是求职被拒不是更添堵？结果一个寒假什么也没做。我现在很困惑，我这样到底好不好？

答主一（朋辈达人）

这是两种不同的生活方式，都无可厚非，而且各有利弊。一种是拥有梦想，努力去追；一种是随遇而安，"佛系"生活。前者往往会为自己设定一个远大而美好的目标，为之不断奋斗，生活得充实而有意义。但我们忽略的是，有人会因为对自己能力的高估，对环境的盲目乐观，画出一个不切实际的蓝图，努力几年仍旧毫无起色，并且这种生活态度，让我们要敢于做有难度的事情，甚至是经常做有难度的事情，这就意味着要接受更多的失败。而面对失败时，是怀疑自己，还是坚持初心，成为黑夜里无数次对自己灵魂的拷问。后者由于对生活不抱有过高的期望，反而能够脚踏实地，少有不切实际的幻想，不会为某种欲望冲昏头脑，不会轻易冒险。而它的弊端就是，遇事容易悲观，忽略小概率的积极面，往往不是十分自信。这两种生活方式没有绝对的优劣之分。如果自己是一个"佛系"的人，不必强求变成斗战胜佛，悲观时提醒自己别忽略有可能的成功；长时间松懈时，提醒自己该做出些改变，和自己愉快地相处。

资料来源：学生群

答主二（心理老师）

这次疫情的确对今年的就业产生了一定的影响，有些地区、有些专业的就业形势不容乐观。特别是当我们发现自己资历平平，寒假里也没有找工作，而身边的人已经获得一份不错的offer时，压力感可能会更加强烈，甚至对自己这种"希望越大，失望越大"的态度产生了困惑和怀疑。当我们有疑虑时，不妨尝试探索一下我们的疑虑。

　　首先，分析清楚自己是什么时候有这种感受的。是得知闺蜜找到不错的工作之后，对比自己一无所获才产生的吗？还是在寒假即将结束之际，突然发现自己一个月碌碌无为才产生的呢？或是在整个假期过程中，频繁地想到自己还没有投简历找工作，又每次以疫情为由，安慰自己不用着急，现在连普通工作都找不到才产生的呢？对于即将毕业的大学生，找工作本身就是一个充满压力、容易焦虑的事情。如果是看到闺蜜求职成功，才产生困惑，有可能是羡慕闺蜜的成功，对比之下加剧了自己原本就有的就业压力。如果是假期结束自我反思，不满于现状，你可能需要更好地规划时间，并有效地执行。这两种情况下，都是某个契机引发了你对生活态度的反思，也许你是一个善于自我批评的人，也许你对自己缺乏自信，但如果仅仅是一次求职事件，不足以证明你的生活态度有问题。如果是第三种情况，整个假期都处在焦虑与自我安慰的循环中，你是否还为自己不急于投简历找过其他的理由呢？如果是，你会发现自己一直在为找个看似合理的理由来逃避找工作。每次想到要打开电脑写简历，想到与HR面试，你的感受是什么呢？可能是对将来未知工作的恐惧，可能是对自己能力不强的担忧，可能是担心找不到体面的工作让父母失望，可能是一片空白，对自己的未来感到迷茫，毫无规划……这些，可能才是背后真正的原因，也是需要直接面对并尝试去解决的问题。

　　其次，这种"不抱希望"的生活态度，是否是第一次给自己的生活带来如此巨大的困扰？以前也经常有类似的经历吗？以前有因为这种态度而后悔的事情吗？如果这种消极影响在生活中屡次发生，那么你是怎样成功应对的呢？找找过去对你有意义的、有帮助的成功应对经验，帮助自己面对此次经历。如果过去从来没有积极应对的经验，建议可以通过心理咨询帮助自己学会科学有效应对，不断完善自我，促进自我健康发展。

答主三（心理学家伯格拉斯、琼斯）

专业概念 自我设限（self-handicapping）：也称自我设阻、自我妨碍，最早由伯格拉斯和琼斯在1978年提出并研究。他们发现，有时人们会通过设置障碍而阻止自己成功。伯格拉斯和琼斯将自我设限定义为"个体为了回避、降低不良表现带来的负面影响，采取的一些能够使失败外因化的行为"。研究发现，人们在经历一些失败事件时，往往倾向于将这些结果归于外因以保护自己的形象。比如，认为"我考不好是因为这次考前没认真准备，而不是我能力差"。所以在还没考试的时候，由于害怕失败，我们可能会自行创造一些这类"外因""阻碍"进行自我设限。这或许可以解释为什么一部分人会在面试前狂欢、在考试前疯狂打游戏等，而不是努力去准备、复习。

自我设限在社会心理学的自我概念、自我表露等领域中经常被作为研究对象，是一种广泛存在的心理现象。当任务与我们的自我形象有关时，自我设限的情况更多，因为当自我形象与行为联结时，"全力以赴后失败"比"因为没空准备而失败"更让人泄气。如果我们是由于一系列外因失败的，我们依然可以信任自己的能力，依然可以维护我们的自尊和形象；但如果我们全力准备、倾尽所能最后却失败了，这对于我们的自尊心与自我形象是一个重大的打击。自我设限就是在给自己创造外因，避免这种对自我形象的打击。所以说，自我设限不是一种"破坏"，而更像是一种"自我保护"。

推荐阅读：〔美〕戴维·迈尔斯著，侯玉波等译，《社会心理学》，人民邮电出版社，2016年版。

后 记

2020年的春节过得很特别，人们都禁足在家，为抗击疫情、早日战胜疫情做贡献。在此过程中，作为高校大学生心理健康教育专门机构的我们又该做点什么？责任感和使命感的驱使，让我们中心的全体同仁立即行动起来，通过参与援助热线、开展网络咨询、推送抗疫知识等，为需要帮助的人提供远程支持，以实际行动援助武汉，关怀学生。但是这些还远远不够，在这个特殊时期，我们需要将关怀送至每位大学生，于是我们一起编撰了这本《大学生抗疫心理关怀手册》，首先以电子版的形式送到每个大学生的手中，方便他们自主阅读，获得支持与帮助。

苏州大学大学生心理健康教育研究中心是全国高校中成立较早的大学生心理健康教育研究的专门机构，最早可以追溯到1984年由朱永新教授联合几个部门共同成立的"大学生心理咨询室"。发展到今天，中心已成为苏州大学学生工作中不可或缺的重要力量，10多名专职教师为全校近5万名学生提供专业的心理咨询服务，并担负着大学生心理健康课程教学及心理健康教育活动等工作。数十年的前行，优先学生服务、助力学生成长的传承一直是我们的坚守；发挥专业优势、履行社会职责一直是我们的行动。2008年汶川地震，苏州大学心理援助小分队在四川绵竹连续工作一个多月；2014年中荣爆炸，中心同仁第一时间到达现场，帮助组织培训和督导，并提供专业心理咨询服务和哀伤辅导；2015年天津爆炸事故，中心同仁又争取到社会资源的支持，带领苏州志愿者团队到达天津，为安抚烈士家属做出了贡献；2016年盐城风灾，2017年常熟"4·11"纵火案等，我们都积极参与其中，做出我们力所能及的贡献。

2020年新型冠状病毒肆虐，疫情也给教育领域带来很多挑战，高校心理中心更是应该发挥专业的作用，帮助学生克服恐慌，安身安心，战胜疫情。今天的大学生潜力无限，但是他们也有许多困惑需要化解，有许多烦恼需要倾听，有许多任务需要完成，在这场抗击疫情的人民战争中，他们需要帮助，也需要指导。他们如果能够应对得当，就可以化危机为成长进步的机会。面对疫情，他们能否科学有效地管理好自己的情绪、行为和学业？能否做好自己的家庭建设，与家人和谐相处？能否处理好人际交往、休闲娱乐等诸方面的问题？能否在克服困难时面向未来，让自己有更高更远的追求，疫情过后有更大进步？基于此，苏州大学大学生心理健康教育研究中心全体同仁，以大学生的需要为本，以大学生的成长为目标，在极有限的时间里编写了这本手册。虽然我们已经很尽力了，但我们也清楚由于自己水平有限，心理学研究能力有待提高，一定有许多的不足和遗憾，这有待同行批评指正。我们只期盼这些努力的成果能够给大学生抗疫期间助一臂之力，让大学生们平安吉祥，健康成长，如若能够做到，则我心甚慰。

感谢敬爱的中心老师们，感谢你们在这特殊的抗疫期间一边备课、值班、咨询，一边查阅资料、写作编辑、不倦修改，连续加班加点，甚至通宵达旦，几易其稿，以最快的速度完成书稿。其中第一章第一节、第六节由童定老师供稿，第二节、第五节由陶新华老师供稿，第三节、第四节由王莹彤老师供稿；第二章第一节、第五节由吴丽鑫老师供稿，第二节由屠雯静老师供稿，第三节由魏翠翠老师供稿，第四节由刘稚颖老师供稿，第六节由祝杰老师供稿；第三章第一节、第二节、第三节由徐爱兵老师供稿，第四节、第五节、第六节由王平、陈璐、顾铭淳、李奕、曹蔚等老师共同供稿。陶新华、王莹彤、王平、刘稚颖四位老师为本书的出版做了大量的商讨、协调工作，再次感谢。

最后要特别感谢山西教育出版社副总编辑潘峰女士，责任编辑崔璨女士及其同仁为本书的快速出版所付出的辛苦与努力。

王　清

苏州大学大学生心理健康教育研究中心主任

图书在版编目（CIP）数据

大学生抗疫心理关怀手册 / 苏州大学大学生心理健
康教育研究中心编写. —太原：山西教育出版社，
2020.3
ISBN 978 - 7 - 5703 - 0917 - 7

Ⅰ. ①大… Ⅱ. ①苏… Ⅲ. ①大学生—日冕形病毒—
病毒病—肺炎—心理疏导—手册 Ⅳ. ①R395.6 - 62

中国版本图书馆 CIP 数据核字（2020）第 030559 号

大学生抗疫心理关怀手册
DAXUESHENG KANGYI XINLI GUANHUAI SHOUCE

出版策划 潘 峰
责任编辑 崔 璨
复 审 刘晓露
终 审 郭志强
装帧设计 王耀斌
印装监制 蔡 洁

出版发行 山西出版传媒集团·山西教育出版社
（太原市水西门街馒头巷 7 号 电话：4035711 邮编：030002）
印 装 山西新华印业有限公司
开 本 720 mm × 1020 mm 1/16
印 张 11.5
字 数 138 千字
版 次 2020 年 3 月第 1 版 2020 年 3 月山西第 1 次印刷
书 号 ISBN 978 - 7 - 5703 - 0917 - 7
定 价 40.00 元

如发现印装质量问题，影响阅读，请与山西教育出版社联系调换。电话：0351 - 4729718。